猴痘防治实用手册

主　编　王　辉　刘晓宁

副主编　赵　锦　邹华春　黄　婷

编者名单（按姓氏拼音排序）

陈凤娟（深圳市第三人民医院）　　　　王　波（深圳市第三人民医院）

何　婷（深圳市第三人民医院）　　　　王　辉（深圳市第三人民医院）

侯杰明（郑州市第六人民医院）　　　　吴伟波（深圳市第三人民医院）

黄　婷（深圳市第三人民医院）　　　　许圆圆（深圳市第三人民医院）

江　晓（深圳市第三人民医院）　　　　喻剑华（浙江中医药大学附属杭州

刘晓宁（深圳市第三人民医院）　　　　　　　　西溪医院）

刘永明（深圳市承翰学校）　　　　　　赵　锦（深圳市疾病预防控制中心）

马　萍（天津市第二人民医院）　　　　赵清霞（郑州市第六人民医院）

彭巧丽（深圳市第三人民医院）　　　　邹华春（复旦大学）

师金川（浙江中医药大学附属杭州

　　　　西溪医院）

人民卫生出版社

·北　京·

图书在版编目（CIP）数据

猴痘防治实用手册 / 王辉，刘晓宁主编. -- 北京 ：
人民卫生出版社，2025. 3. -- ISBN 978-7-117-37743-0

Ⅰ. R535-62；S855.99-62

中国国家版本馆 CIP 数据核字第 2025PZ3305 号

人卫智网	www.ipmph.com	医学教育、学术、考试、健康，购书智慧智能综合服务平台
人卫官网	www.pmph.com	人卫官方资讯发布平台

猴痘防治实用手册

Houdou Fangzhi Shiyong Shouce

主　　编：王　辉　刘晓宁
出版发行：人民卫生出版社（中继线 010-59780011）
地　　址：北京市朝阳区潘家园南里 19 号
邮　　编：100021
E - mail：pmph @ pmph.com
购书热线：010-59787592　010-59787584　010-65264830
印　　刷：北京瑞禾彩色印刷有限公司
经　　销：新华书店
开　　本：787 × 1092　1/16　　印张：9
字　　数：219 千字
版　　次：2025 年 3 月第 1 版
印　　次：2025 年 3 月第 1 次印刷
标准书号：ISBN 978-7-117-37743-0
定　　价：69.00 元

打击盗版举报电话：010-59787491　E-mail：WQ @ pmph.com
质量问题联系电话：010-59787234　E-mail：zhiliang @ pmph.com
数字融合服务电话：4001118166　E-mail：zengzhi @ pmph.com

主编简介

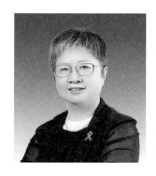

　　王辉,女,主任医师、教授,现任南方科技大学第二附属医院(深圳市第三人民医院)艾滋病医学中心首席专家,长期从事艾滋病防治一线工作,医术高超,治疗疑难、危重艾滋病患者成绩突出,是国内艾滋病领域的著名专家、深圳市艾滋病领域的领头羊。现任国家卫生健康委艾滋病医疗专家组成员;中国性病艾滋病防治协会艾滋病药物预防与阻断专业委员会主任委员、关怀与治疗工作委员会副主任委员、HIV合并结核病专业委员会副主任委员;中华医学会感染病学分会艾滋病学组委员、广东省艾滋病诊疗质量控制中心专家组成员、原深圳市艾滋病诊疗质控中心专家组组长。主编、副主编专著6部;曾先后获得"广东省医疗系统先进个人""深圳市卫生健康十大杰出贡献者""三八红旗手""深圳市优秀医师"等荣誉称号。

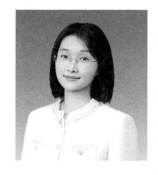

　　刘晓宁,深圳市第三人民医院感染与免疫科护士长,英国帝国理工学院心血管与呼吸保健专业硕士,桂林医学院社会医学与卫生事业管理学硕士研究生导师。长期从事感染性疾病照护与公共卫生交叉领域相关工作,是广东省护理学会艾滋病护理专业委员会副主任委员,广东省护士协会第二届理事会重症感染性疾病护士分会副会长,中国性病艾滋病防治协会艾滋病护理与个案管理专业委员会委员,广东省循证护理专业委员会委员,深圳市护理学会循证护理专业委员会委员。以第一或通讯作者身份发表多篇SCI和国内核心期刊论文,累计影响因子超50。

前　言

随着全球化进程的不断加深,跨境传染病的传播风险日益加剧,猴痘作为一种曾局限在非洲部分地区的传染病,在近年内迅速引起全球范围内的关注。尤其是在 2022 年后,猴痘疫情在多个国家暴发,促使世界卫生组织将其列为国际关注的突发公共卫生事件。这一变化给全球公共卫生管理体系带来了新的挑战,也对各国的医疗卫生工作者和疾控系统提出了更高的要求。为了应对这一公共卫生问题,急需一本能给猴痘防治相关工作者提供信息参考、查阅便利的有关猴痘防治的实用工作手册,《猴痘防治实用手册》便在此背景下应运而生。

本书内容全面,涵盖了猴痘病毒的基础科学、公共卫生防控、临床诊疗与照护。本书展现了猴痘疫情自首次发现以来的发展历程,并系统性地总结了国际组织对疫情的应对措施,提供了针对不同群体的宣传教育要点,以及住院患者照护过程中医院感染风险管理的评估工具。本书不仅为一线医务人员提供了切实可行的工作指南,同时也为公共卫生、疾病控制等领域的从业者提供了详细的防控策略和实施路径。

在编写过程中,我们始终以国内外已发布的防控方案和相关指南为指导,结合猴痘相关的最新研究成果与临床经验,力求做到理论与实践相结合。为确保内容的严谨性和实用性,编委会邀请了临床医学、基础研究、公共卫生等多个领域的专家参与编写,并参考了大量最新的国内外文献资料。通过多方合作、集思广益,力求本书的内容更加科学、系统和实用。

特别感谢所有为本书贡献智慧与心血的专家们,正是他们无偿提供的建议与专业见解,才使得本书能够具备专业性和实践性。在此,我们对所有参编者表示由衷的感谢。

尽管编写组在撰写过程中付出了大量努力,但鉴于能力和经验有限,特别是我们在临床实践中直接接触到的猴痘病例数量还不多,本书可能仍存在一些不足之处。我们诚恳地邀请广大读者对书中的不足之处提出宝贵意见与批评,共同推动猴痘防治工作的进步。

衷心希望本书能够为猴痘的防控与诊疗提供实质性的帮助,并为未来应对类似的公共卫生挑战提供有益的参考。

王　辉　刘晓宁

2024 年 9 月

目 录

第一章 猴痘病毒学··1
    第一节 猴痘病毒概述··1
    第二节 猴痘病毒的生物学特性···1
    第三节 猴痘病毒的理化特性···4
    第四节 总结与展望··7

第二章 猴痘发病机制与病理变化··9
    第一节 病毒动力学··9
    第二节 宿主反应与免疫逃逸···11
    第三节 病理变化··16

第三章 猴痘流行病学··18
    第一节 猴痘流行的"前世今生"··18
    第二节 新近猴痘流行病学概况···19
    第三节 猴痘流行病学特征··22

第四章 公共卫生应对和疫情管理···26
    第一节 疫情监测和报告··26
    第二节 检疫与社区防控··29
    第三节 猴痘病例及接触者追踪调查···35
    第四节 宣传教育与公众参与···37
    第五节 疫苗研发、接种策略与展望···44

第五章 医疗机构院感防控··52
    第一节 总则··52
    第二节 标准预防··53
    第三节 医护人员培训··55
    第四节 患者院感管理··57
    第五节 医疗废物及污水管理···61
    第六节 猴痘医院感染暴发应急预案···62

第六章 猴痘临床表现、诊断与治疗··66
    第一节 临床表现··66
    第二节 标本采集与实验室检查···74

　　　第三节　猴痘诊断与鉴别诊断·······················78
　　　第四节　猴痘治疗·································80
第七章　猴痘患者照护管理·································84
　　　第一节　照护管理概述·································84
　　　第二节　猴痘疾病照护相关预测/评估模型·················84
　　　第三节　皮肤和黏膜照护·································97
　　　第四节　症状管理·································101
　　　第五节　营养支持照护·································107
　　　第六节　心理健康照护·································110
　　　第七节　特殊人群照护·································111
　　　第八节　猴痘住院患者伦理与照护决策·················119

参考文献·································122
附录·································134

第一章　猴痘病毒学

第一节　猴痘病毒概述

猴痘(mpox)是一种由正痘病毒引发的疾病。因其首次在猕猴中被发现,病毒被命名为猴痘病毒。猴痘是一种典型的人兽共患病,可通过动物(如啮齿动物)传播给人类,并且在人类之间也可通过密切接触传播。该病毒与其他已知的痘病毒非常相似,引发的症状与天花相似,两种病毒中心基因组序列同源性约96%,但猴痘病情相对较轻,且病死率较低。天花疫苗对猴痘具有一定的交叉保护作用。与天花在1980年被根除不同,猴痘病毒自1970年首次在人类中发现以来,主要在非洲中西部的热带雨林区流行。

随着全球化进程加快和跨境旅行的增加,猴痘病毒的传播范围正在扩大。2022年5月,猴痘疫情在世界多个国家和地区暴发,迅速成为了国际公共卫生关注的焦点。2022年11月28日,世界卫生组织宣布使用mpox这个名字作为猴痘的新名称,"mpox"替代"monkeypox",逐步淘汰"monkeypox"一词。2022年5月以来,猴痘不仅在传统的地方性流行地区发病率持续上升,而且在全球范围内也呈现出扩散的趋势。作为一种新兴的人兽共患病,猴痘已经在全球健康领域中引起了广泛而深入的关注。国家疾病预防控制局为应对猴痘疫情,反应迅速,在疫情早期就制定并发布了《猴痘防控方案》。该方案是我国猴痘防控的纲领性文件。

第二节　猴痘病毒的生物学特性

一、病毒结构和形态

猴痘病毒(MPXV)属于痘病毒科。痘病毒科是一个包含多种病毒的大家族,这些病毒的共同特点包括体积较大(长度约为200~400nm,宽度约为140~260nm,厚度约为100~150nm)、具有包膜结构和双链DNA。痘病毒科可以进一步分为两个亚科:昆虫痘病毒亚科和脊索动物痘病毒亚科。其中,昆虫痘病毒亚科主要感染昆虫,脊索动物痘病毒亚科则主要感染脊椎动物。脊索动物痘病毒亚科可进一步分为18个属,每个属包括多种病毒,其中大多数来源于动物。

猴痘病毒是脊索动物痘病毒亚科中的一个代表,属于正痘病毒属,是可对人类致病的正痘病毒属之一,其他几种分别为天花病毒(smallpox virus)、牛痘病毒(cowpox virus)、痘苗毒(vaccinia virus)、猪痘病毒(suipox virus)。猴痘病毒形态独特,呈矩形、椭圆形或砖块状,大小约为 200nm × 250nm。病毒颗粒外层覆盖有包膜,核心体呈椭圆形或哑铃状,内部含有双链 DNA 基因组、侧体及酶系统。核心内的基因组与侧体和酶共同作用,确保病毒在宿主细胞内完成复制和生命周期的各个阶段。

病毒的包膜结构对其致病性起着至关重要的作用,它不仅可以保护病毒的遗传物质,还可以帮助病毒进入宿主细胞。包膜上嵌有的蛋白刺在病毒对宿主细胞的附着、进入和免疫逃逸过程中起到了关键的作用。

二、病毒基因组

正痘病毒属中,牛痘病毒的基因组是已测序的正痘病毒中最大的,约 220kb,包含 22 个可读框(open reading frame,ORF)。天花病毒基因组约 186kb(约 187 个 ORF)。猴痘病毒颗粒核心包含一个线性的双链 DNA 基因组,长约 197kb,内含近 190 个不重叠的 ORF,每个 ORF 长度超过 60 个氨基酸残基。猴痘病毒基因组有 20 万个碱基对,编码约 200 种蛋白质。这些蛋白质包括用于复制、病毒组装、控制宿主范围和致病性的各种酶。

中央编码区序列(central-coding region sequence,CRS)是遗传物质的核心,高度保守的 CRS 被包含末端反向重复(inverted terminal repeats,ITRs)的可变末端所包裹,确保病毒的核心功能在各种菌株中保持完整,例如在细胞内的病毒转录和组装。相比之下,末端区域主要参与病毒与宿主之间的相互作用,特别是 ITRs,是遗传变异的温床。猴痘病毒基因组的 ITRs 区域中至少有 4 个已知的 ORFs,这些 ORFs 包含了决定病毒的毒力、宿主范围和适应性的基因。

三、遗传变异性、支系和病毒进化

与大多数 DNA 病毒不同,痘病毒在细胞质,而不是在细胞核繁殖。在复制过程中,痘病毒需要使用自己编码的 RNA 聚合酶,而不依赖宿主细胞的蛋白,这在 DNA 病毒中并不常见。正痘病毒在抗原和基因方面高度相似,其成员之间的 ORF 序列同一性超过 90%。这意味着这些病毒在基因方面非常接近,但它们在生物学特性却存在显著差异。这些病毒正在经历由基因组末端的主要基因丢失驱动的进化变化。这些变化可能由宿主物种的选择压力、自然选择、环境因素及与其他微生物的竞争所驱动。基因拷贝数的变化可能是解释病毒对人类感染和传播适应性增加的另一种机制。当病毒复制时,可能会发生错误,这些错误可能导致基因重组、突变和其他遗传变化。虽然这些突变中的许多可能是中性的或有害的,但仍有少数突变可能为病毒提供了生存和传播的优势。这些有利的突变可能会在病毒种群中被保留,并在长时间内逐渐积累,导致新的病毒株出现。

猴痘病毒作为正痘病毒属的一员,同样具有丰富的遗传多样性。这种多样性不仅体现在病毒的基因组结构上,还体现在其与宿主之间的相互作用和病毒的生物学特性上。

根据基因序列差异,猴痘病毒主要被分为两个进化枝(进化枝Ⅰ和Ⅱ)。进化枝Ⅰ,即最初的中非(Central Africa,CA)进化枝;进化枝Ⅱ,即原西非(Western Africa,WA)进化枝。进化枝Ⅱ包括两个亚进化枝:进化枝Ⅱa,即原西非进化枝;进化枝Ⅱb,即最近在欧洲地区流行的亚群。为尊重文化、社会、国家、地区、专业和种族群体,并尽量减少对贸易、旅行或动物福利的负面影响,2022 年国际相关专家提出使用一种不按地理标签来区分的猴痘病毒进化枝分类系统,为世界卫生组织(World Health Organization,WHO)和国际病毒分类委员会

(International Committee on Taxonomy of Virus,ICTV)采纳并使用。

　　进化枝Ⅰ和进化枝Ⅱ基因组之间的差异不到1%(0.55%~0.56%),但这些微小的差异足以影响病毒的致病性和传播性,在临床表现和地理分布上也不相同(表1-2-1)。进化枝Ⅰ的毒力和传播性更强,相关病死率为10.6%,甚至可能高达15%。相比之下,进化枝Ⅱa的病死率相对较低,为1%~4%。这种差异可能与两个支系基因组中的特定基因有关。

表 1-2-1　猴痘病毒进化枝差异

项目	猴痘病毒进化枝Ⅰ和进化枝Ⅱa	猴痘病毒进化枝Ⅱb
主要分布位置	中非和西非流行地区	非流行地区(自 2022 年起)
受影响地区	进化枝Ⅰ有:刚果(金)、刚果(布)、中非、南苏丹、加蓬、喀麦隆进化枝Ⅱa 有:尼日利亚、利比里亚、塞拉利昂、科特迪瓦、喀麦隆	世界卫生组织所有 6 个区域的 111 个国家
主要受影响人群	尼日利亚Ⅰ亚型感染中,大多数死亡病例发生在 0~4 岁(<10 岁)2017 年以来,Ⅱa 亚型感染主要发生在年轻男性(20~40 岁)中	男男性行为者(84% 的病例具有明确的性取向);年龄中位数为 34 岁(18~44 岁)52% 已知 HIV 感染状况的病例与 HIV 阳性相关
主要传播机制	人兽共患,主要为动物源性传播(咬伤、抓伤、病变接触),人际传播有限	尚无已知的人兽共患病联系;仅是人与人之间的传播
病毒传播途径	家庭传播为主,院内传播有限	主要通过性接触传播
临床表现	前驱期有明显的全身症状,伴有发热,随后同步出现病变,出现全身离心性皮疹;颈部或腋窝淋巴结肿大;咽炎	前驱期症状不太明显,如发热、局部水疱性或脓疱性皮疹,病变发展不同步(肛门生殖器最明显);频繁发生直肠炎和尿道炎;局部口腔症状,伴或不伴咽炎;腹股沟淋巴结肿大
病死率/%	1~15	0.2

　　近 60 年,猴痘病毒经历了自然和宿主选择的压力,基因组突变随着疫情发展悄然发生了改变。有研究显示,与 2018 年的序列相比,在 2022 年流行的Ⅱb 枝序列中发现了 46 个新的同义突变,这些突变主要为单核苷酸突变和移码突变。2024 年,深圳市科研人员通过整合来自深圳市的 92 个猴痘病毒序列和从 GISAID 和 GenBank 数据库中获取的 193 个代表性参考基因组,基于全基因组序列和单核苷酸多态性构建了两个最大似然系统发育树。在两个系统发育树中,深圳的 92 个猴痘病毒均位于 C.1 谱系内。

　　猴痘病毒的遗传变异性、支系和进化是一个复杂且不断发展的领域。随着全球化加快和人类活动的不断增加,猴痘病毒在全球的流行传播和扩散可能会加速,加之病毒与宿主之间的相互作用日益复杂,对病毒的遗传和进化进行研究变得更为重要。随着科学研究的深入和技术的进步,我们将会对这些问题有更深入的了解,从而为预防和控制猴痘提供更有效的策略。

第三节 猴痘病毒的理化特性

猴痘病毒外部有脂质包膜,这种包膜使其对脂溶性消毒剂和高温较为敏感。具体来说,猴痘病毒具有以下理化特性。

一、在不同环境条件下的稳定性

猴痘病毒在冷冻条件下(如0℃以下)具有高度稳定性。低温可以减缓病毒的代谢活动和降解过程,病毒的DNA结构和脂质包膜在冷冻环境下可以保持完整。因此,在−20℃,甚至−80℃这样的冷冻温度下,猴痘病毒可以存活数年。研究显示,在冷藏条件下(如4℃左右),猴痘病毒可能存活数周甚至更久。这意味着在冷藏食品、血液样本或其他储存体液中,病毒可能保持其传染性。

在室温(大约20~25℃)下,猴痘病毒的活性逐渐下降,但其仍然可以在物体表面或环境中存活几天至数周,具体存活时间取决于环境湿度、物体表面类型等因素。在相对干燥的环境下,病毒虽然会逐渐失去活性,但仍可以存活较长时间,尤其是皮疹形成的痂皮中。这提醒我们,在处理废弃物和清洁物体表面时应特别注意。相反,在高湿度环境中,病毒可能存活更长时间。

二、紫外线和氧化作用的影响

在自然光暴露下,紫外线辐射通过非DNA发色团吸收光子对病毒DNA造成间接损伤,产生活性氧(如单线态氧或过氧化氢),从而加速其失活。氧气中的氧化物质也可能逐步破坏病毒的包膜,使其活性降低。这意味着在开阔、通风的环境中,病毒的存活时间会缩短。研究表明,紫外线C(ultraviolet C,UVC)可在7.6秒至10分钟内灭活空气或物体表面的猴痘病毒,具体时间取决于紫外线的强度和照射距离。

三、病毒在不同介质中的稳定性

不同介质由于其理化性质差异,对病毒的稳定性有着不同影响。总体而言,猴痘病毒在蛋白质含量较高的体液(如血液、精液和血清)中稳定性更高,在液体溶液和湿润表面的存活时间比干燥表面更长。这种稳定性差异提示,处理体液和进行物体表面消毒时,需根据具体材料和介质采取不同的处理措施,特别是在高危环境中,如医疗设施和公共场所,必须严格实施消毒和防护措施。

猴痘病毒在血液中表现出较强的稳定性。国外一项研究显示,猴痘病毒在血液中的稳定性可持续20天。在这个过程中,病毒的活性在血液中没有显著衰减,其半衰期约为58.9天;含猴痘病毒的血液在聚丙烯表面的干燥阶段中,病毒的半衰期为38.75天。这表明血液中的蛋白质等成分对病毒具有一定的保护作用,延长了病毒的存活时间。

猴痘病毒在精液中也显示出较高的稳定性。其在精液中及聚丙烯表面的干燥阶段的半衰期分别为4.63天和4.57天。病毒在精液中的存活时间相对较长,表明性接触是一个重要的传播途径,尤其是在病毒未完全灭活的情况下。因此,对于有猴痘感染风险的人群,进行有保护措施的性行为尤为重要。

病毒在唾液中的存活时间在湿润状态和干燥阶段有显著差异。在湿润状态下,唾液中病毒的半衰期为 6.49 天;但当聚丙烯表面上的液体蒸发后,病毒进入干燥阶段,其半衰期迅速下降至 0.16 天。病毒在唾液中的稳定性强调了其有潜在的传播风险,尤其是共享食物、饮水或密切接触。

猴痘病毒在尿液中的稳定性相对较差。在液体状态下,半衰期为 1.69 天;而在聚丙烯表面上,湿润阶段为 0.86 天,干燥阶段仅为 0.11 天。这表明在尿液蒸发后,病毒失活速度较快。在粪便中,猴痘病毒的稳定性也较差。病毒半衰期在 Dulbecco 改良的 Eagle 培养基溶液中为 1.28 天;而在聚丙烯表面的湿润阶段为 0.76 天,干燥阶段仅为 0.06 天。该结果表明,病毒在排泄物中存活时间较短,尤其在干燥表面会迅速失活。因此,在处理感染者的排泄物时,鉴于病毒仍可能存在活性,卫生清洁措施必须到位,以防止病毒通过接触传播。

猴痘病毒在不同材料表面的稳定性有显著差异,尤其是在湿润阶段与干燥阶段差别甚大。在一些非吸收性表面(如不锈钢和聚丙烯等),湿润状态下猴痘病毒的半衰期较长;但随着表面干燥,病毒的活性会显著下降。这意味着在医疗环境中,定期清洁和消毒这些非吸收性表面可以有效降低病毒的传播风险。相反,在棉质材料(如棉签、被单)等多孔吸收性表面上,病毒的存活时间更短。棉质材料吸收液体较快,导致病毒较早从湿润阶段进入干燥阶段,病毒的存活时间因此大幅缩短。而且实验证明,在棉质表面进入干燥阶段后,很难再回收到活性病毒,这表明这些材料可以有效缩短病毒的存活时间。

研究表明,猴痘病毒在未经处理的废水中具有相对较强的稳定性,半衰期为 5.74 天(IQR 4.58~8.05 天)。这意味着在废水中,病毒可以存活多日,可能具有感染性。这一结果强调了对废水处理工作者和潜在动物宿主(如啮齿动物)暴露风险的关注。通过使用不同浓度的氯(如次氯酸钠),可对废水中的猴痘病毒达到灭活效果。在 5ppm(1ppm=10^{-6})自由氯浓度下,病毒的半衰期为 8.13 分钟,在 10ppm 自由氯浓度下,病毒的半衰期显著缩短,为 1.17分钟。猴痘病毒在不同介质和物品表面的稳定性对比见表 1-3-1。

表 1-3-1 猴痘病毒在不同介质和物品表面的稳定性对比

介质	半衰期(湿润阶段)	半衰期(干燥阶段)	稳定性描述
血液	58.9 天	38.75 天	血液中的蛋白质延长了病毒的存活时间,稳定性较高
精液	4.63 天	4.57 天	病毒在精液中的存活时间较长,性接触是重要传播途径
唾液	6.49 天	0.16 天	在唾液中,病毒在湿润阶段稳定性较高,但在干燥阶段迅速失活
尿液	1.69 天	0.11 天	在尿液中,干燥后病毒失活较快,稳定性较差
粪便	1.28 天	0.06 天	病毒在粪便中存活时间短,特别是在干燥表面上失活迅速
不锈钢/聚丙烯表面	长	短	在非吸收性表面上,病毒在湿润状态下存活时间较长,干燥后活性显著下降

续表

介质	半衰期 （湿润阶段）	半衰期 （干燥阶段）	稳定性描述
棉质材料	短	短	多孔材料吸收液体快，病毒进入干燥阶段后难以回收到活性，存活时间较短
未经处理的废水	5.74 天	——	在废水中存活时间较长，具有潜在感染性
含氯废水（5ppm）	8.13 分钟	——	在 5ppm 自由氯浓度下，病毒半衰期显著缩短
含氯废水（10ppm）	1.17 分钟	——	在 10ppm 自由氯浓度下，病毒迅速失活

"——"代表该介质无该阶段半衰期的数据。

四、灭活

猴痘病毒对高温较为敏感，研究表明，随着温度升高，其活性会迅速减弱。在 56℃ 条件下，猴痘病毒的灭活需要较长时间，大约需要 30 分钟。但实验数据也显示，在处理高浓度的猴痘病毒[病毒滴度为 10^7 PFU/ml，即每毫升样本中含有约 1 000 万个噬斑形成单位（plaque forming unit，PFU）]样本时，30 分钟病毒未能完全失活，仍有部分病毒存活。因此，如果需要在 56℃ 条件下灭活高病毒浓度样本，建议处理时间延长至 60 分钟，以确保彻底灭活。

当温度升高到 60℃ 时，灭活速度显著加快。在 60℃ 条件下，15 分钟内可以完全灭活猴痘病毒。由于处理时间较短，60℃ 成为实验室和医院中常用的病毒灭活温度之一。

在 70℃ 的高温环境中，猴痘病毒灭活所需时间非常短。研究表明，5 分钟即可完全灭活病毒。在需要快速灭活病毒的实验室或医疗环境中，70℃ 处理尤其适用。

在极高温度（95℃）下，病毒几乎可以立即失活，仅需 30 秒就可以显著降低病毒活性。然而，为确保病毒完全灭活，建议在 95℃ 下处理 3 分钟。

除了高温灭活，化学消毒剂也是常用的灭活方法。常见的化学消毒剂有乙醇、含氯消毒剂、过氧乙酸及过氧化氢。

乙醇可通过破坏病毒的脂质包膜，使猴痘病毒失去结构完整性和感染能力。猴痘病毒作为具有包膜的病毒，对乙醇非常敏感。在低浓度（如 40% 或以下）时，乙醇的灭活效果较差，但使用 70%~80% 的乙醇，可以在 1 分钟内有效灭活猴痘病毒。

含氯消毒剂（如次氯酸钠）通过释放次氯酸（hypochlorous acid，HClO），进行强氧化作用，破坏病毒的核酸和蛋白质，使病毒迅速灭活。有效浓度为 0.25%~2.5% 的次氯酸钠在 1 分钟内即可灭活污染表面的病毒。在低有机负载下（即样本中的病毒浓度相对较低，一般低于 10^4 PFU/ml），0.5%~0.64% 的次氯酸钠同样有效，适用于高风险区域的消毒。

过氧乙酸是强氧化剂，通过释放自由基破坏病毒的包膜、蛋白质和核酸，使病毒迅速失去活性。它的广谱抗病毒能力使其成为环境和医疗设备的有效消毒剂。研究表明，0.2% 的过氧乙酸在 5~10 分钟内可有效灭活猴痘病毒，即便在较高有机负载（样本中存在有机物质，如血液、体液、蛋白质、黏液等）的情况下,效果仍然良好。

过氧化氢通过产生氧自由基破坏病毒的包膜和蛋白质,具有很强的灭活能力。其氧化作用能够迅速破坏病毒的分子结构。文献显示,7.5%~14.4% 的过氧化氢在 30 秒至 10 分钟内即可有效灭活猴痘病毒,特别是在处理污染表面时,灭活效果尤其显著。

戊二醛是一种广谱的高效灭活剂,主要通过交联病毒蛋白质和核酸,使病毒失去复制和感染能力。研究表明,戊二醛在浓度为 2% 时,在 10 分钟内可以有效灭活猴痘病毒。即使在有机物存在的情况下,戊二醛依然表现出较强的灭活能力。

邻苯二甲醛是一种强效的蛋白质交联剂,能够迅速破坏病毒的蛋白质结构,阻止病毒的复制和感染。研究表明,0.55% 的邻苯二甲醛可在 5 分钟内有效灭活猴痘病毒,尤其是在有机负载条件下,效果依然显著。

此外,猴痘病毒的 pH 耐受性较高,能在 pH 4.5~10 范围内保持较高的稳定性。研究表明,病毒在中性至弱酸、弱碱性环境下仍具有较强活性。这种广泛的 pH 耐受性使得猴痘病毒能够在不同的体液和环境中存活较长时间,如血液、体液和污染物等。然而,极端 pH 条件（如 pH<4 或 pH>10）会使病毒的活性显著下降,表明酸性或碱性环境可以在一定程度上抑制病毒的传播和感染。

综上所述,猴痘病毒耐干燥和低温,在痂皮、土壤、衣物、床上用品等物体表面可存活数月。该病毒对热敏感,加热至 56℃ 持续 30 分钟或 60℃ 持续 10 分钟即可灭活。75% 乙醇、含氯消毒剂、过氧乙酸等常用消毒剂及紫外线都可有效灭活病毒。猴痘病毒还对过氧化氢、次氯酸钠、戊二醛、邻苯二甲醛等敏感。

第四节　总结与展望

猴痘病毒作为一种具有重要公共卫生意义的病原体,其传播范围和影响正在全球范围内不断扩大。全球化、人类与野生动物接触增多,以及跨境旅行和贸易的日益频繁,为猴痘病毒提供了新的传播路径,使得该病毒能够在非传统流行地区引发新的疫情。这种趋势使得国内外对猴痘的持续监测和深入研究变得尤为重要。通过对病毒的遗传学和生物学特点深入研究,我们可以更好地预防和管理未来可能发生的疾病暴发,为全球公共卫生安全提供坚实的保障。

猴痘病毒与其他正痘病毒在基因组结构上具有高度同源性,这意味着它们在遗传上有着共同的祖先起源。但随着时间的推移,基于生态和环境压力,这些病毒经历了不同的进化路径,导致它们在致病性和宿主范围方面产生了差异。比较基因组学研究揭示了猴痘病毒在其进化历程中所经历的基因获得和丧失,为我们提供了宝贵的线索。这些线索有助于我们理解病毒是如何适应环境和宿主的,以及它是如何应对各种进化压力的。

近年来,猴痘病毒因其与宿主之间的复杂互动和丰富的遗传特性而受到研究人员的广泛关注。随着科研工作的深入,我们不仅可以揭示这种特定病毒的生物学奥秘,还可以为自己配备必要的知识和工具,以应对这一新兴的健康威胁。更重要的是,通过对猴痘病毒的研究,我们可以积累宝贵的经验和技术,为应对其他新兴或重新出现的传染病做好准备。

在当前这个与动物之间的接触日益增多、人兽共患病逐渐增加的时代,深入了解和研究像猴痘病毒这样的病原体已经不再是纯粹的学术追求,已经成为全球公共卫生工作的一部分,是我们维护全球健康和安全必须面对和解决的问题。因此,对猴痘病毒进行研究不仅具有学术价值,而且是全人类的健康和福祉的迫切需要。

第二章　猴痘发病机制与病理变化

第一节　病毒动力学

病毒发病机制始于病毒进入宿主细胞膜,随后通过转录、复制、翻译和释放成熟病毒颗粒,从而完成病毒的传播。猴痘病毒作为正痘病毒属的成员,因其在人类和动物宿主中的传播和感染特性而备受关注。病毒动力学是研究病毒如何在宿主体内复制、传播并引发疾病的关键学科。通过研究病毒在不同阶段的行为与变化,可以更好地理解病毒感染的时间进程、传播效率,以及与宿主免疫系统的相互作用。近年来,随着猴痘病毒在全球的传播范围不断扩大,尤其是在 2022 年疫情暴发之后,其病毒动力学的研究变得尤为重要。病毒动力学研究不仅能揭示病毒在感染早期的复制模式,而且有助于预测疾病进程,评估干预措施的有效性,从而为制定公共卫生应对策略提供科学依据。

一、进入宿主细胞

猴痘病毒作为正痘病毒属的成员,依赖一系列复杂的机制进入宿主细胞。这个过程主要通过与宿主细胞表面受体结合,触发膜融合或内吞作用实现。

首先,猴痘病毒对宿主细胞的附着与识别,是通过其包膜上的蛋白质刺突与宿主细胞表面的特定受体相互作用启动。糖胺聚糖(glycosaminoglycan,GAG)如硫酸软骨素、硫酸乙酰肝素是这些相互作用中的主要受体分子。猴痘病毒的包膜蛋白,如 E8、A29、H3、A27L 和 L1R 等,可以与这些分子结合,从而帮助病毒识别并附着在宿主细胞表面。

病毒附着后,便开始启动病毒包膜与宿主细胞膜的融合,这也是猴痘病毒感染宿主的关键步骤之一。病毒通过一个复杂的入侵融合复合体来介导这一过程。该复合体由多个病毒蛋白组成,包括 A16、A21、A28、F9、G3、G9、H2、J5、L1、L5 和 O3 等。这些蛋白质通过协同作用,确保病毒包膜与宿主细胞膜成功融合,从而将病毒核心释放到细胞质中。具体的接触点涉及膜表面的磷脂与蛋白质的交互作用,这些交互作用触发了蛋白质的构象变化。在附着和复合体激活的过程中,A28 蛋白在与层粘连蛋白结合后,其结构会发生变化,进一步加强了病毒与宿主细胞的接触;同时,A29 和 H3 与宿主受体结合时,相关蛋白质从初始的"隐藏"状态转变为活性状态,使融合复合体被激活。A16 和 G9 的构象变化能直接影响病毒融合的成功率,决定病毒核心能否顺利释放到宿主细胞质中。

除了膜融合外,猴痘病毒还可以通过内吞作用进入宿主细胞。内吞作用是宿主细胞将病毒包裹并引入细胞内的过程。此时,病毒包膜与细胞内的内体膜融合,进一步释放病毒核心。

二、病毒复制与组装

与大多数 DNA 病毒不同,猴痘病毒的复制过程完全发生在宿主细胞的细胞质中,而非细胞核内。这是由于猴痘病毒基因组编码了复制和转录必需的所有酶系统,使得它能够独立于宿主细胞核进行 DNA 复制和 mRNA 转录。病毒进入细胞质后,病毒 DNA 依赖性 RNA 聚合酶立即启动病毒基因组的转录,生成早期 mRNA 用于蛋白质合成。

猴痘病毒基因组的表达分为早期、中期和晚期阶段。早期基因的表达在病毒进入宿主细胞后的前几个小时内发生,主要编码 DNA 复制所需的酶类和 DNA 修复蛋白,以及抑制宿主免疫防御的蛋白质。这些早期 mRNA 通过病毒 RNA 聚合酶转录并翻译为相应蛋白,帮助病毒完成 DNA 复制,并生成用于中期基因转录的转录因子。

病毒 DNA 通过滚环复制机制进行扩增,形成多重 DNA 串联体。接下来,中期基因开始表达,编码与病毒结构蛋白组装相关的蛋白质。在此过程中,病毒 DNA 聚集在特定的细胞质区域,称为"病毒工厂"。这些"工厂"起源于单个的感染颗粒。在感染的早期,就可以观察到"工厂"的紧凑结构,内部含有 DNA 材料的核心,并且被内质网膜包围,为 DNA 复制和病毒颗粒的组装提供场所。随着复制过程的进行,这些"工厂"逐渐扩大,形态也变得更加异质化,形成了充满病毒 mRNA 和宿主翻译机器的空腔。

当 DNA 复制完成后,晚期基因开始表达。这些基因编码病毒结构蛋白和组装酶,用于形成新的病毒颗粒。晚期基因转录的 mRNA 被翻译为病毒外壳蛋白、酶和其他组装因子。病毒基因产物与膜形成蛋白结合,形成一个复合物。这个复合物导致内质网膜破裂,进而形成新月形结构。这些结构是组装不成熟病毒颗粒(immature virus,IV)的关键区域。随后,病毒的晚期基因产物与病毒膜组装蛋白通过相互作用,最终形成不成熟的病毒颗粒。这些不成熟的病毒颗粒随后经过复杂的形态发生(morphogenesis)过程,获得完整的外膜和核壳,最终形成成熟的病毒颗粒(mature virus,MV)。

三、病毒的释放与扩散

成熟的猴痘病毒颗粒可通过两种方式离开宿主细胞:一种是通过细胞裂解释放大量的病毒颗粒(即胞内成熟病毒),另一种是通过出芽方式释放具有额外膜包被的病毒颗粒(即胞外包膜病毒)。胞内成熟病毒具有单一膜结构,主要负责宿主之间的传播,通过直接的膜融合机制进入新的宿主细胞。而胞外包膜病毒则通过包裹在宿主细胞膜外的额外膜,帮助病毒在宿主体内扩散。尤其是在免疫监视下,胞外包膜病毒的包膜使其能逃避宿主免疫反应,并通过外质基质与宿主细胞结合。

四、宿主蛋白在病毒生命周期中的作用

研究显示,猴痘病毒的复制和组装不仅依赖其自身的基因产物,还需要宿主细胞内的特定蛋白质参与。保守的寡聚高尔基体 4(conserved oligomeric Golgi apparatus 4,COG4)、寡聚高尔基体 7(conserved oligomeric Golgi apparatus 7,COG7)以及液泡蛋白分选 52(vacuolar protein sorting 52,VPS52)和 VPS54 等宿主蛋白被证明在病毒生命周期的不同阶段发挥了重要作用。如 COG4 和 COG7 通过调控高尔基体的囊泡运输,帮助病毒在"病毒工厂"内有效组装和运输病毒颗粒所需的蛋白质和其他组分。VPS52 和 VPS54 通过介导囊泡的逆行运输,

确保病毒包膜蛋白和其他关键组分能够正确定位到病毒组装区域,从而促进病毒颗粒的成熟和释放。虽然其具体机制尚不完全明确,但它们确实是病毒成功复制和传播的重要组成部分。

第二节　宿主反应与免疫逃逸

一、宿主的初始免疫反应

感染过程是病毒复制传播与宿主动员免疫防御以根除病毒之间相互作用的过程。因此,疾病的严重程度和感染结局是感染因子和宿主反应博弈的结果。猴痘病毒的大尺寸和复杂性使其成为宿主免疫反应的重要靶标。猴痘病毒感染宿主后,会迅速触发宿主的先天免疫反应,这是防御病毒入侵的第一道屏障。宿主的初始免疫反应是免疫系统感知病毒入侵信号,启动抗病毒机制来保护宿主细胞的过程,主要涉及干扰素反应、巨噬细胞和树突状细胞的激活。

(一)干扰素反应

猴痘病毒入侵后,其双链 DNA 会被宿主细胞内的模式识别受体(pattern recognition receptors,PRRs)感知,激活如环鸟苷酸-腺苷酸合酶(cyclic GMP-AMP synthase,cGAS)-干扰素基因刺激因子(stimulator of interferon gene,STING)信号通路(cGAS-STING)、DNA 依赖性蛋白激酶(DNA-dependent protein kinase,DNA-PK)和 γ 干扰素诱导蛋白-16(interferon γ-inducible protein-16,IP-16)等通路。这些受体通过识别病毒基因组中的特定序列,进而触发信号通路,最终导致 I 型干扰素(IFN-I)的释放。猴痘病毒产生的双链 RNA(double-stranded RNA,dsRNA)中间体激活蛋白激酶 R(protein kinase R,PKR)和 Toll 样受体 3(toll-like receptors 3,TLR3),进一步加强干扰素和核因子 κB(nuclear factor-κB,NF-κB)信号通路。I 型干扰素(IFN-α 和 IFN-β)是先天免疫反应的核心分子。它们的释放促进了抗病毒状态的建立,抑制病毒的复制和传播。干扰素通过与邻近细胞表面的干扰素受体结合,激活 Janus 激酶(Janus kinase,JAK)-信号转导及转录活化因子(signal transducer and activator of transcription,STAT)信号通路,诱导抗病毒基因的表达。这一过程不仅直接抑制病毒的复制,还能招募更多的免疫细胞进入感染部位。

尽管宿主的干扰素反应可以有效抑制病毒,但是猴痘病毒也发展了多种免疫逃逸机制,例如通过表达干扰素抑制蛋白,阻断干扰素信号通路中的关键分子,从而避免宿主的完全防御。

(二)巨噬细胞的激活

巨噬细胞作为先天免疫系统的重要组成部分,是对抗猴痘病毒感染的关键细胞类型之一。巨噬细胞通过其表面的 PRRs(如 Toll 样受体)识别病毒的病原模式,激活后释放促炎细胞因子,如肿瘤坏死因子 α(tumor necrosis factor-α,TNF-α)、白细胞介素-6(interleukin-6,IL-6)和 IL-1β,启动局部炎症反应。巨噬细胞能够通过吞噬作用直接摄取病毒颗粒或感染的细胞,并通过溶酶体中的酶降解这些颗粒,清除感染,阻止病毒的进一步传播。此外,巨噬细胞还可以向感染部位招募其他免疫细胞,如中性粒细胞(neutrophil)和自然杀伤细胞(natural killer cell,NK cell,NK 细胞),形成更强的免疫防御。

宿主感染猴痘病毒后,巨噬细胞的激活也可能引发过度的炎症反应,从而加剧组织损伤。病毒通过激活巨噬细胞释放大量促炎因子,虽然这些因子在抗病毒反应中发挥着重要作用,但同时也可能造成组织损害,特别是在病毒复制失控的情况下。

（三）树突状细胞的激活

树突状细胞是宿主先天免疫反应与适应性免疫反应之间的重要桥梁。它们通过摄取和处理病毒抗原，并将其呈递给 T 细胞，从而启动适应性免疫反应。宿主感染猴痘病毒后，树突状细胞被激活，能够识别病毒抗原并迁移至淋巴结，将病毒抗原呈递给 CD4$^+$ 和 CD8$^+$ T 细胞，进而激活适应性免疫反应。

通过抗原呈递，宿主的适应性免疫反应被启动，其中 T 细胞和 B 细胞会针对猴痘病毒进行特异性攻击。CD8$^+$ T 细胞能够直接杀死被病毒感染的细胞，而 CD4$^+$ T 细胞则帮助 B 细胞分泌抗体，从而清除病毒。

综上，宿主的初始免疫反应通过多个途径对抗猴痘病毒的感染，包括干扰素的释放、巨噬细胞的吞噬以及树突状细胞的抗原呈递。这些免疫反应相互协调，共同抑制病毒的复制和传播。然而，猴痘病毒能通过多种免疫逃逸机制干扰这些防御反应，使得病毒能够在宿主体内持续存在，并可能进一步引发更严重的病理反应。

二、病毒的免疫逃逸

猴痘病毒能够有效逃避宿主的免疫反应并引发持续性疾病，这主要通过编码一系列免疫调节蛋白来抑制宿主的免疫反应。这些免疫调节蛋白针对宿主的关键免疫通路，如干扰素反应和促炎性细胞因子（如 TNF-α）信号通路，从而抑制先天免疫反应，促进病毒的持续感染。猴痘病毒主要的免疫逃逸机制见图 2-2-1。

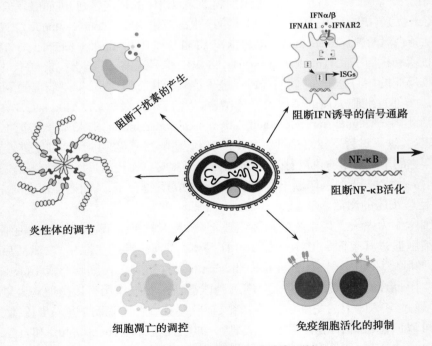

图 2-2-1　猴痘病毒的免疫逃逸机制

（一）干扰素抑制蛋白

干扰素是宿主抗病毒免疫反应的核心分子，尤其是 I 型干扰素（包括 IFN-α 和 IFN-β），是宿主免疫系统中重要的促炎性细胞因子。它们能够激活宿主免疫反应，从而帮助消除病毒感染的细胞。猴痘病毒通过编码特定的蛋白质来干扰干扰素的生成、信号转导和下游效应。其中，A47R 蛋白是一种关键的干扰素抑制蛋白。A47R 通过与干扰素信号通路中的 NF-κB 结合，抑制其激活，进而抑制 JAK-STAT 通路的激活，从而阻止干扰素的转录与释放。这一机制阻止宿主细胞建立有效的抗病毒状态，确保病毒的持续复制和扩散。

有研究证实，猴痘病毒可通过损害 NK 细胞功能阻止 IFN-γ 的产生。猴痘病毒可以在 IFN 存在的情况下继续复制，并拮抗 IFN 介导的抗病毒免疫反应。病毒编码的 F3 蛋白是痘苗病毒 E3 蛋白的同源物，对于猴痘病毒表现出抗干扰素表型至关重要。据报道，猴痘病毒感染会诱导 dsRNA 积累。F3 蛋白可以结合 dsRNA，并将其与已知的 PRRs（如 MDA-5、RIG-I 和 PKR）隔离。通过 dsRNA 依赖性方式，F3 蛋白抑制 PKR 和真核翻译起始因子 2α（eukaryotic initiation factor 2 alpha，eIF2α）激酶的磷酸化，进而导致翻译关闭并使 IFN 产生减少。分泌型 IFN 诱饵受体（如 IFN-γ 受体和 IFN-α/β 结合蛋白，IFN-α/βBP）通过高亲和力结合 IFN，阻断其与细胞受体的相互作用，这也是病毒逃避 IFN 介导的免疫反应的重要策略。

（二）TNF-α 抑制

猴痘病毒通过编码一种 TNF-α 受体样蛋白（TNF-α receptor-like protein），如 CrmB 和 CrmC，竞争性结合宿主的 TNF-α。这些蛋白模拟宿主的 TNF-α 受体结构，通过降低宿主细胞对 TNF-α 的反应能力，抑制免疫细胞的激活和炎症反应。这种机制有效减少了炎症介质的产生，使得病毒可以在宿主体内更持久地存在，避免因强烈的免疫反应导致感染病毒的细胞凋亡。

（三）T 细胞抑制

猴痘病毒可通过阻断宿主的 T 细胞应答来避免被清除。研究表明，猴痘病毒可以抑制 CD4$^+$ 和 CD8$^+$ T 细胞的激活，尤其是通过下调主要组织相容性复合体（major histocompatibility complex，MHC）I 类分子的表达，使得病毒逃避 CD8$^+$ T 细胞的识别。此外，猴痘病毒能够通过其他免疫调节蛋白直接抑制 T 细胞的激活，抑制宿主的适应性免疫反应。

同时，病毒还可以通过与宿主的单核细胞结合，引发细胞相关的病毒血症，避免被中和抗体识别和清除。这种机制不仅促进了病毒在体内的传播，还帮助其在免疫监视中得以隐藏。

（四）抗补体机制

补体系统是宿主防御外来病原体的另一道防线，能够通过补体蛋白与病原体结合，引发补体介导的溶解和吞噬作用。猴痘病毒通过表达补体结合蛋白，如牛痘病毒补体控制蛋白（vaccinia complement control protein，VCP）来抑制宿主补体系统的活性。VCP 通过与补体成分 C3b 和 C4b 结合，阻止补体激活和补体系统攻膜复合物（membrane attack complex，MAC）的形成，避免补体依赖的病毒清除机制的启动。这一机制阻碍了宿主细胞的清除能力，保护病毒不被宿主免疫系统识别和攻击。

进化枝 I（即最初的中非枝）可编码猴痘病毒补体酶抑制子蛋白（mpox inhibitor of complement enzyme，MOPICE），这是一个 24kDa 的分泌蛋白，是疱疹病毒补体控制蛋白的同源物。MOPICE 同样通过与 C4b 和 C3b 结合，阻止补体复合物的形成。相比之下，进化枝 II 的 ITRs 区域缺失了编码 MOPICE 的基因，这可能是进化枝 II 病毒致病性减弱的一个原因，尽管这一推论仍存在争议。

（五）炎症反应的调控

在病毒感染过程中,适度的炎症反应有助于控制病毒扩散。然而,过度的炎症反应则会造成宿主组织的损伤。猴痘病毒通过编码多种炎症抑制蛋白,如 A52R、B15R 等,抑制关键炎症信号通路(如 NF-κB 信号,其是释放促炎性细胞因子如 IL-1β、IL-6 等的重要通路),减少促炎性细胞因子的释放,从而削弱宿主的免疫反应。这不仅减少了病毒暴露于免疫监视下的机会,还限制了感染部位免疫细胞的活动。

通过减少炎症信号的传递,猴痘病毒还能够降低宿主细胞的凋亡速度,维持病毒复制所需的宿主细胞环境。特别是在病毒初始感染的早期阶段,抑制宿主细胞凋亡使得病毒有足够的时间复制并感染其他细胞。

本次疫情中对猴痘感染病例的研究显示,感染病例体内与 Th1 免疫反应相关的细胞因子,如 TNF-α、IFN-γ、IL-2 和 IL-12 等显著减少。体外实验也显示,猴痘病毒感染可损害 NK 细胞功能,并抑制 IFN-γ 和 TNF-α 的分泌,以及 C-C 基序趋化因子配体 5(C-C motif chemokine ligand 5,CCL5)、C-X-C 基序趋化因子受体 3(C-X-C motif chemokine receptor 3,CXCR3)和 CCR6 的表达。通过这些免疫逃逸机制,猴痘病毒能够有效阻断宿主的先天和适应性免疫反应,确保病毒的持久感染和广泛传播。病毒通过精细调控宿主免疫系统,避免过度的免疫反应,防止病毒被清除,从而帮助病毒在宿主体内持续存在。这些免疫调节机制为病毒成功感染宿主提供了重要的生物学基础,也为未来制定针对猴痘病毒的治疗策略提供了潜在靶点。

三、病毒诱导的炎症反应

猴痘病毒感染宿主后,会引发复杂的免疫反应,其中包括促炎症反应。虽然适度的炎症反应对清除病毒至关重要,但猴痘病毒在感染宿主的过程中往往会诱发过度的炎症反应。这种异常增强的免疫反应会导致宿主组织损伤,从而进一步加剧疾病症状。

（一）促炎性细胞因子的释放

被猴痘病毒感染后,宿主的免疫细胞会大量释放促炎性细胞因子和趋化因子,如 IL-6、IL-1β 和 TNF-α 等。这些细胞因子原本的作用是吸引免疫细胞至感染部位,帮助清除病原体。然而,在猴痘病毒感染的情况下,它们可能被过度激活,导致"细胞因子风暴"现象。促炎性细胞因子的过度释放会引发局部组织的炎症反应,导致血管扩张、通透性增加,进而导致组织水肿、充血以及炎症细胞浸润。

细胞因子风暴,也称为高酪氨酸血症,是一组以无节制地产生促炎性细胞因子为特征的疾病病理过程,是多器官衰竭的重要原因。在重度猴痘病毒感染的长尾猕猴实验中,观察到病毒诱导的持续性细胞因子风暴、过量炎症介质和细胞因子的产生。过往对部分猴痘确诊病例的研究显示,人猴痘病例中发生的细胞因子风暴与显著的 Th2 免疫反应相关,表现为 IL-4、IL-5、IL-6 和 IL-10 的血清水平升高,以及与 Th1 免疫反应相关的细胞因子水平降低,如 IFN-α、IFN-γ、TNF-α、IL-2 和 IL-12。因此,细胞因子风暴可能是重症猴痘的关键免疫病理机制之一,可能最终导致病毒血症、败血症、深部组织脓肿和严重的呼吸系统疾病。

（二）免疫细胞的过度激活

感染猴痘病毒的宿主组织中,聚集着大量巨噬细胞、中性粒细胞和 NK 细胞等免疫细胞。这些免疫细胞被激活,通过释放活性氧类(reactive oxygen species,ROS)、氮氧化物(nitrogen oxide,NOx)和溶酶体酶等物质,清除感染的病原体。然而,这些物质在攻击病原体的同时,也会对周围的正常组织造成不可逆的损伤。例如,ROS 的过度产生会导致细胞膜脂质过氧化、蛋白质变性和 DNA 损伤,进而加剧组织的炎症反应。

(三)血管内皮损伤

促炎性细胞因子的过度激活和炎症细胞的浸润,会破坏血管内皮的完整性。TNF-α 和 IL-1β 等因子通过促进血管通透性增加,导致血浆渗出和组织水肿。这种炎症过程不仅削弱了局部组织的功能,还可能引发严重的并发症,如血管内凝血、出血和局部坏死。随着炎症反应的加剧,血管内皮细胞可能受到严重损伤,导致血流减少,局部组织供血不足,最终引发组织坏死。猴痘感染常见的皮肤损伤和溃疡与这种血管损伤直接相关。

(四)慢性炎症和疾病进展

猴痘病毒的持续感染会导致宿主的免疫系统长期处于激活状态,引发慢性炎症反应。长期的慢性炎症会引发组织纤维化和功能损伤,特别是在无法快速将病毒清除的情况下,宿主的组织器官可能受到长期的炎症损伤。持续的高水平促炎性细胞因子会破坏组织再生过程,影响伤口愈合能力,导致病情加重。在一些严重感染病例中,过度的炎症反应可能导致局部组织坏死。感染部位炎症细胞的过度聚集和激活,会导致局部组织供血不足和氧化应激增高,进而引发组织缺氧和细胞凋亡,最终导致不可逆的组织坏死,这一过程在皮肤和黏膜组织中表现尤为明显。

(五)适应性免疫应答

猴痘病毒的感染触发了宿主的适应性免疫反应(也称特异性免疫反应),主要通过 T 细胞和 B 细胞的作用来清除病毒,并形成免疫记忆。这一免疫反应在病毒的长期控制和预防再次感染中发挥了重要作用。

(六)T 细胞应答

CD4$^+$ T 细胞(辅助性 T 细胞)在抗猴痘病毒的免疫反应中起着调节和支持的作用。通过与抗原呈递细胞(如树突状细胞和巨噬细胞)相互作用,CD4$^+$ T 细胞能够识别猴痘病毒抗原,分泌促炎细胞因子并激活巨噬细胞,帮助激活 B 细胞、CD8$^+$ T 细胞和其他免疫效应细胞。CD4$^+$ T 细胞释放的细胞因子(如 IL-2、IL-12 和 IFN-γ)有助于维持和增强宿主的免疫反应,促进抗体的产生和效应 T 细胞的增殖。

CD8$^+$ T 细胞(细胞毒性 T 细胞)是宿主抗病毒应答的核心效应细胞之一。通过识别呈递在 MHC Ⅰ类分子上的病毒抗原,CD8$^+$ T 细胞能够特异性地识别并杀灭感染细胞。这一过程通过诱导细胞凋亡、释放穿孔素和颗粒酶实现。此外,它们还能为感染区域提供长期的保护,使得宿主在面对再次感染时能够迅速作出反应。

(七)B 细胞应答

B 细胞在猴痘病毒的免疫应答中发挥了关键作用,尤其是在病毒中和、免疫记忆形成方面。当 B 细胞识别并结合猴痘病毒抗原后,尤其是通过 T 细胞依赖途径被激活后,它们会分化为浆细胞,开始产生特异性抗体。产生的 IgG 和 IgM 抗体不仅能够中和游离的病毒颗粒,还可以通过激活补体系统和标记感染细胞,协助清除病毒。这些抗体在感染早期有助于降低病毒负荷,同时也为后续的免疫应答提供支持。

一旦感染结束,部分 B 细胞会转变为记忆 B 细胞。这些记忆 B 细胞对猴痘病毒的特异性抗原具有长期记忆,在宿主遭遇二次感染时能够迅速反应并生成抗体。天花疫苗接种者对猴痘病毒具有一定的交叉免疫力,证明了 B 细胞介导的记忆反应在感染应对中的作用。

(八)适应性免疫在病毒清除中的作用

T 细胞和 B 细胞共同协调的特异性免疫反应对猴痘病毒的清除至关重要。CD8$^+$ T 细胞通过直接杀伤感染细胞,防止病毒扩散。CD4$^+$ T 细胞通过增强 B 细胞的功能、促进巨噬细胞和其他效应细胞的激活,间接帮助清除病毒。与此同时,B 细胞产生的抗体通过中和病毒颗粒,限制病毒传播。猴痘病毒感染后,T 细胞和 B 细胞不仅清除病毒,还会形成长期的免疫记忆。这些记忆细胞再次接触病毒时能快速反应,阻止感染复发。特异性免疫反应的强度和效率不仅决定了疾病的严重程度,而且影响着宿主对再次感染的防御能力。2022 年开始流行的这波疫情中,免疫缺陷患者(如 HIV 感染者)的病情和临床症状更为严重便是一个典型的例证。

第三节　病理变化

猴痘病毒感染的宏观和微观病理变化,揭示了从皮肤到内脏器官的广泛损害。皮肤病变是最显著的特征,但在严重病例中,病毒还会对淋巴结和内脏器官产生重大影响。了解这些病理变化有助于医护人员更好地评估疾病的严重程度,并为患者制定适当的治疗方案和有针对性的照护管理。

一、猴痘感染后的宏观病理变化

猴痘感染后的宏观病理变化主要涉及皮肤、黏膜、淋巴结和其他内脏器官,尤其在重症病例中可以观察到明显的器官病变。

猴痘感染最明显的特征是皮疹,其发展过程包括斑疹、丘疹、疱疹、脓疱和结痂。皮疹从皮肤表面逐渐向深层发展,每一阶段都呈现出不同的皮损形态。淋巴结肿大是猴痘感染的一个重要体征,通常表现为疼痛性淋巴结肿大。这种肿大与淋巴结内部的炎症反应、滤泡增生和巨噬细胞活化有关。在重症病例中,猴痘病毒感染的病理变化不局限于皮肤和黏膜,还可能影响多个内脏器官,如肺、肝脏和肾脏等。

二、猴痘感染后的微观病理变化

在显微镜下,猴痘病毒感染导致的微观病理变化更为复杂,主要表现为皮肤、淋巴结和内脏器官的细胞和组织结构被破坏。

(一)皮肤和上皮组织的病理变化

猴痘病毒主要感染皮肤的表皮和真皮层。在这些病变的组织学检查中,不仅可以观察到表皮的全厚度坏死、角质形成细胞的增生和退化,还可以看到其细胞核呈现出"磨砂玻璃"样的嗜酸性外观,这是病毒感染的一个显著特征。此外,这一阶段还常见淋巴细胞、中性粒细胞和嗜酸性粒细胞的外渗现象。

感染后,表皮细胞会发生水肿、坏死,伴随嗜酸性包涵体的形成。这些包涵体是病毒颗粒复制过程中形成的。在疱疹阶段,表皮层细胞坏死明显,组织学上表现为细胞核破裂、染色质溶解,以及表皮细胞间桥粒接触断裂。随着感染的进展,表皮下真皮层出现明显的炎症细胞浸润,主要是单核细胞、淋巴细胞和中性粒细胞。这个阶段还可观察到血管周围炎症。炎症细胞浸润主要集中在血管周围,提示血管反应可能是皮肤损伤的重要因素。血管扩张和血管壁破坏常导致局部水肿和出血。

对感染猴痘病毒的食蟹猴进行组织病理检测发现,猴子的皮肤表现出海绵状变性和气球状变性,这与人类猴痘水疱、脓疱的组织病理表现类似。猴子表皮变化最具特征性的组织病理学表现是完整厚度的表皮坏死,这种坏死伴随着增生和角质形成细胞的气球状变性。同时,囊的外根鞘和皮脂腺上皮也显示出与表皮相似的变化。

（二）淋巴结病理变化

在猴痘病毒感染中,淋巴结会出现滤泡增生、巨噬细胞活化和炎症细胞浸润。显微镜下可见淋巴滤泡明显增大,中心有生发中心,说明淋巴结正在活跃生成免疫细胞以应对病毒感染。在重症感染病例中,淋巴结可能发生组织坏死,尤其是在病毒载量较高的情况下。此时,还可见到活跃的巨噬细胞和树突状细胞,吞噬病毒颗粒和被感染的细胞。

（三）内脏器官的病理变化

猴痘病毒不局限于皮肤和黏膜,还可能影响多个内脏器官,如肺、肝脏和脾脏等。

肺部的微观病理学特征包括间质性炎症,表现为肺泡壁增厚、炎症细胞浸润和肺泡破坏。在严重的肺炎病例中,肺泡腔内充满了蛋白质渗出物和炎症细胞,提示急性炎症反应和组织修复障碍。肝脏的组织学变化表现为肝细胞变性、肝窦扩张和单核细胞浸润,严重的病例可能会出现肝细胞坏死。脾脏的病理变化包括白髓萎缩和红髓充血,表现为免疫功能衰退。在脾脏中,巨噬细胞和浆细胞大量增生,是对病毒感染的应答反应。

第三章 猴痘流行病学

第一节 猴痘流行的"前世今生"

一、在非洲地区的局限流行

猴痘病毒(mpox virus, MPXV)于 1958 年首次由丹麦哥本哈根国家血清研究所从实验用食蟹猴(Macaca fascicularis)体内分离出来。当时,这些食蟹猴是从新加坡进口的圈养个体,主要用于脊髓灰质炎疫苗相关研究。在研究过程中,这些猴出现水疱病症状,经研究,实验人员从这些病变组织中发现了猴痘病毒,这是人类第一次分离出猴痘病毒。在 1960 年至 1968 年间,美国和荷兰的圈养猴群中也多次报告了猴痘病毒暴发事件。尽管"monkeypox"这一名称暗示猴是主要宿主,但猴痘病毒的具体动物宿主仍不明确。在自然环境中,多种动物均可感染猴痘病毒,包括绳松鼠、树松鼠、冈比亚袋鼠、条纹鼠、睡鼠和灵长类动物。目前的研究表明,冈比亚袋鼠和绳松鼠等非洲本土啮齿动物可能是该病毒的天然宿主。值得注意的是,尽管猴痘病毒在这些动物中造成了高致死率,但在上述动物猴痘暴发事件中,并未报告人类感染病例。

直到 1970 年,刚果民主共和国报告了首例人类猴痘病例。该病例为 9 个月大的男婴。1970 年 9 月 1 日,他因皮肤病变被送入刚果民主共和国 Basankusu 医院,研究人员从其病变组织中分离出猴痘病毒。随后,中非和西非雨林地区陆续报告了多例零星的猴痘病例。在 1970 年 9 月至 1971 年 3 月,西非国家共确诊了 6 例人类猴痘病例。这些病例主要集中在未接种天花疫苗的幼儿中。

1970 年至 2003 年,猴痘病毒在中非和西非的雨林地区呈现地方性流行态势。2003 年,美国报告了首个非洲以外的猴痘暴发事件。此次暴发涉及多个州,共报告了 81 例与宠物草原犬鼠密切接触的猴痘感染病例。这些草原犬鼠曾与从加纳进口的感染猴痘病毒的啮齿动物共同饲养,共同饲养导致了病毒在动物中的广泛传播。随后,这些感染的动物被运往不同的州,进一步传播给其他动物,其中部分草原犬鼠将病毒传染给人类,特别是年轻人和儿童。自此之后,全球范围内偶有零星猴痘暴发事件,这些病例大多与非洲地方性流行地区的流行病学史有关联。

2016 年至 2022 年间,以下非洲国家报告了确诊的猴痘病例:喀麦隆(进化枝 Ⅱ)、中非共和国(进化枝 Ⅰ)、刚果民主共和国(进化枝 Ⅰ)、利比里亚(进化枝 Ⅱ)、尼日利亚(进化枝 Ⅱ)、刚果共和国(进化枝 Ⅰ)和塞拉利昂(进化枝 Ⅱ)。此外,非洲以外的国家也报告了零星的输入性猴痘病例,包括英国、以色列和新加坡。2018 年,英国报告了 3 例,以色列和新加坡各报告了 1 例输入性病例。这些病例均被确认是来自尼日利亚的输入病例。

二、首次呈现的异常地理分布

2022 年的猴痘疫情始于 5 月 7 日,当日英国向 WHO 通报了 1 例确诊猴痘病例。此后,全球报告的猴痘病例数量逐渐增加,许多国家相继报告了有史以来的首例猴痘病例,且病例数量在全球大部分地区和国家都呈增长态势。2024 年 8 月 22 日,泰国疾控部门通报了一例"进化枝Ⅰb"型变异毒株的猴痘病例。这是亚洲首例感染该变异毒株的病例,也是继瑞典之后在非洲以外地区报告的第二例此类病例。与以往主要通过直接接触或性接触传播的猴痘病毒不同,此次发现的Ⅰb 型变异病毒具有更多样的传播途径,还可通过分泌物(如飞沫)、皮疹或受污染物品传播。

2022 年 6 月 24 日,我国台湾省发现首例输入性猴痘确诊病例。同年 9 月 6 日,我国香港也报告了输入性猴痘病例。9 月 16 日,1 例输入性猴痘病例在重庆市被确认。该病例中的猴痘病毒属于进化枝Ⅱ系 B.1 支,与 6 月 21 日在德国采集的病毒株高度同源。

2023 年,中国出现本土猴痘疫情。2023 年 7 月 26 日,国家疾病预防控制局和国家卫生健康委员会联合印发《猴痘防控方案》。2023 年 9 月 20 日,我国将猴痘纳入乙类传染病管理。

60 余年间,猴痘病毒从首次在食蟹猴中发现,到后来感染人类;从局限的地区性流行演变为全球流行,逐渐引起全球的广泛关注。疾病发展时间轴见图 3-1-1。

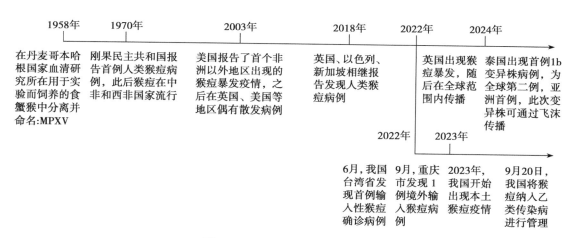

图 3-1-1　猴痘疫情演变时间轴

第二节　新近猴痘流行病学概况

一、WHO 猴痘疫情研判及最新流行病学情况

随着全球人员交流和跨境往来逐渐频繁,目前各国正面临应对猴痘疫情暴发的挑战。过去猴痘主要流行于非洲地区,在 2022 年 5 月之前,非洲以外地区(如欧美国家)的病例报告罕见。然而,在当前的疫情暴发中,大部分报告病例却来自非洲以外的国家。

2022 年 5 月,英国、葡萄牙和意大利等国发现了一系列猴痘病例。在后续的病例回顾性研究中发现,病例集中在男男性行为(men who have sex with men,MSM)人群。随后,西班牙、美国等欧美国家陆续报告了类似病例。这些病例多数缺乏与传统流行地区(非洲地区)的流行病学接触史。

鉴于病例呈现异常的地理分布,WHO 及其公共卫生机构于 2022 年 5 月 16 日提高了对猴痘疫情的警戒级别。5 月 21 日,WHO 便发布了"猴痘疫情暴发预警"。2022 年 7 月 23 日,WHO 宣布猴痘疫情为"国际关注的突发公共卫生事件(public health emergency of international concern,PHEIC)",并进入全球卫生紧急状态。这一决定颠覆了以往猴痘病毒仅局限于"地方性流行"或"零星暴发",不会对全球公共健康构成重大威胁的观念。新近的这场全球疫情暴发,已经颠覆了我们对猴痘流行病学特征的认识。

随着全球范围内猴痘确诊人数的急剧增加,2022 年 8 月猴痘疫情的每周报告病例数达到峰值,每周新增病例数达 1 050 例。因此,2022 年 8 月 14 日,WHO 发布最高级别的全球警报,宣布猴痘疫情已构成 PHEIC。这是继 2022 年 7 月后,WHO 第二次发布猴痘疫情的最高级别全球警报,使得猴痘疫情成为全球关注的焦点。此后,各国纷纷加大对猴痘的研究力度,并加速推进相关的预防和控制措施。

鉴于"monkeypox"这一名称存在引发种族歧视和污名化的潜在问题,2022 年 11 月 28 日,WHO 将猴痘的英文名称由"monkeypox"改为"mpox"。

随着全球多方的高度重视和共同努力,全球猴痘病例持续减少,疫情得到了有效控制。同时,各国积极借鉴 HIV 防控经验,在控制猴痘疫情、与最受影响的社区密切合作方面取得稳步进展。2024 年 5 月 11 日,WHO 宣布猴痘不再构成 PHEIC。

然而,猴痘的传播并未因 WHO 警报的解除而停止。截至 2024 年 8 月,非洲疾病预防控制中心宣布,至少有 13 个非洲国家报告了 2 863 例确诊的猴痘病例(包括所有进化枝)和 517 例死亡病例。随后,2024 年 8 月 14 日,WHO 总干事宣布,刚果民主共和国和越来越多的非洲国家暴发的猴痘疫情再次构成 PHEIC。这是时隔两年,WHO 第二次依据国际法发布的最高警报级别。此声明强调了当前形势的严峻性,并呼吁国际社会迫切需要加强合作和支持,以有效控制疫情。

WHO 发布的数据显示,截至 2024 年 9 月 3 日,全球累计报告了 103 888 例猴痘确诊病例。与 2022 年 8 月的峰值相比,目前猴痘疫情的每周报告病例数已大幅度下降,全球平均每周通报约 30 例病例。截至 2024 年 7 月底,中国共报告了猴痘确诊病例 2 567 例。

二、感染人群特点

自 2022 年猴痘疫情暴发以来,全球多个国家报告了大量病例。流行病学数据显示,疫情具有明显的群体构成特征。在性别分布方面,男性患者占绝大多数。在 2022 年的猴痘疫情中,感染者中男性比例高达 98%~99%。尽管女性病例相对较少,但在某些密切接触的情况下仍有部分女性感染者病例报告。从人群分布来看,大多数报告的猴痘病例发生在 MSM 人群中。数据显示,95% 以上的猴痘患者为 MSM 人群,其中有多个性伴侣或参与群交者感染风险较高。在年龄分布方面,自 1970 年至今,猴痘确诊病例的平均年龄有明显变化。1970 年至 1997 年间,刚果民主共和国共报告 500 余例确诊病例,平均年龄仅为 4.4 岁,以儿童为主;2001 年至 2008 年间,累计报告 800 余例患者,平均年龄为

10 岁;2017 年至今,尼日利亚累计报告确诊病例 249 例,平均年龄为 29 岁(图 3-2-1)。本轮疫情中,猴痘病例集中在成年男性,尤其是 30~50 岁的群体。2022 年 1 月 1 日至 2023 年 7 月 25 日,113 个国家和地区累计报告的 88 600 例经实验室确诊猴痘病例,集中于年龄中位数为 34 岁的 MSM 群体。从 HIV 感染情况来看,在全球范围内,高达 48% 的猴痘患者为 HIV 感染者。来自欧盟、英国和美国的监测汇总数据表明,在 MSM 人群猴痘病例中,28%~51% 的患者合并 HIV 感染。美国报告的 30 225 例猴痘病例中,38%~50% 病例合并 HIV 感染。这可能与大多数猴痘病例发生在 MSM 人群中有关。虽然猴痘疫情在全球范围内扩散,但非洲裔或拉丁裔患者的比例较高,尤其是在一些欧美国家。此外,其他高危行为,如多性伴侣、匿名性行为以及性伴侣之间未采取预防措施等,均被认为是增加猴痘感染风险的关键因素。图 3-2-2 展示了 2022 年猴痘疫情的人群构成情况。

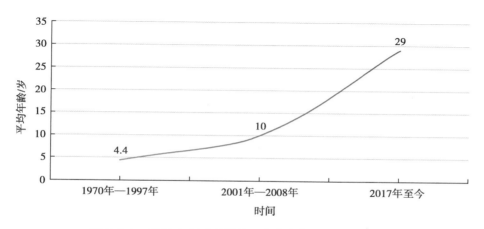

图 3-2-1　1970 年至今非洲地区猴痘患者平均年龄的演变

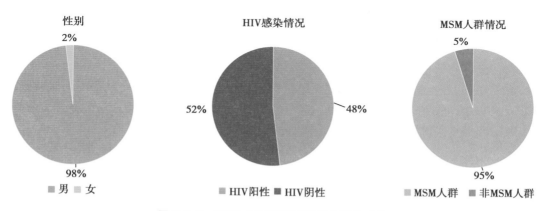

图 3-2-2　2022 年以来猴痘患者人群构成比

第三节　猴痘流行病学特征

一、传染源

猴痘病毒的传染源涉及多种动物宿主及人类,展现出复杂的跨物种传播特性。根据现有的研究,已知可以感染猴痘病毒的动物主要包括啮齿动物和灵长类动物,特别是松鼠、大鼠、小鼠、猴和草原土拨鼠等。人类也可作为猴痘病毒的传染源,在病毒传播链中扮演重要角色。

在所有宿主中,啮齿动物,尤其是非洲本土的绳松鼠和冈比亚袋鼠,被认为是猴痘病毒的主要天然宿主。这些动物在西非和中非地区的猴痘病毒流行中扮演了重要角色。而人类和其他灵长类动物则常常作为中间宿主或终末宿主,参与病毒的传播过程。尽管灵长类动物已被排除作为病毒自然储存库的主要候选者,但某些种类的灵长类动物,如黑冠白脸猴和其他主要分布在非洲的灵长类动物,仍可能参与病毒的扩散。因此,猴痘病毒的自然宿主储存库仍在研究中,尚未有明确定论。

猴痘在西非和中非地区是地方性流行病,特别是在雨林、村庄和城镇中,病毒的传播与啮齿动物,如松鼠、大鼠和可能的灵长类动物,密切相关。研究人员已从多种野生动物中分离出猴痘病毒,例如在刚果民主共和国发现的托马斯绳松鼠,以及科特迪瓦的乌白眉猴和黑猩猩等动物体内均检测到该病毒。特别是在刚果民主共和国,松鼠,尤其是农业地区的松鼠,被认为是病毒传播的重要携带者和传染源。

除松鼠外,冈比亚袋鼠和其他非灵长类哺乳动物,以及某些灵长类哺乳动物,也可能成为病毒的宿主。实验表明,这些动物可以通过口腔、鼻腔和直肠分泌物释放高浓度的猴痘病毒,污染环境进而传染给人类。此外,非洲睡鼠被发现对猴痘病毒高度敏感,并可通过鼻分泌物传播病毒。

在人类中,感染者同样也是重要的传染源。尤其是在疾病的前驱期,当皮疹和淋巴结肿大等全身症状出现时,感染者具有高度传染性,增加了病毒的传播风险。大多数人兽共患猴痘病例发生在刚果民主共和国农村地区的年轻男孩中,这与他们频繁参与小型狩猎活动,接触到携带病毒的动物密切相关。

综上所述,猴痘病毒的传染源主要包括啮齿动物,特别是非洲的松鼠和冈比亚袋鼠,同时非人灵长类动物和人类也可能成为病毒传播链的一部分。在病毒的扩散过程中,人与动物接触的环境是关键驱动因素,尤其是在农村、与野生动物接触频繁的地区。

二、传播途径

猴痘病毒主要通过与被感染的动物或人类密切接触进行传播。根据现有研究和文献,非洲地区的猴痘病毒传播主要与接触被感染动物的体液、皮肤病变、呼吸道飞沫或被污染的物体有关。例如,狩猎、剥皮或食用野生动物(如松鼠和大鼠)都可能引发感染。在全球范围内,2022 年疫情暴发后,WHO 的报告显示,性接触成为猴痘病毒的主要传播途径,占报告病例的 82.0%,其中性交过程中的密切身体接触是重要的感染途径。这与过去主要依赖动物-人类传播的流行病学特征有所不同。

（一）人际传播

猴痘在人际的传播主要包括以下几种方式。①直接接触病变组织：病毒可以通过接触感染者的皮肤病变、口腔或生殖器溃疡等病变区域传播。②面对面接触：通过说话或呼吸产生的呼吸道飞沫，特别是在近距离接触的情况下，可以传播病毒。③性接触：皮肤与皮肤的密切接触，尤其是通过阴道性交或肛交等性行为，是目前全球疫情中较为主要的传播方式。值得一提的是，虽然已经确认性接触为猴痘病毒传播的重要途径之一，但猴痘本质上仍然是一种通过密切接触传播的疾病。因为性接触通常涉及密切的皮肤接触，所以在某些情况下它被认为是一种可以通过性传播的感染（sexually transmissible infection），而不是性传播感染（sexually transmitted infection）。因此不应将其传播途径局限为性传播，因为非性接触的传播途径也同样重要。④口腔和皮肤接触：如接吻、口交或接触感染者皮肤，均可能引起感染。⑤呼吸道传播：尽管大部分传播发生在直接接触时，长时间的密切接触也可能通过呼吸道飞沫或短程气溶胶传播。

病毒能够通过破损的皮肤、黏膜表面（如口腔、咽喉、眼、生殖器或肛门直肠）或呼吸道进入体内。值得注意的是，虽然证据显示猴痘病毒可能通过精液传播，但基于当前的研究，精液传播的风险总体较低。因为精液中的病毒载量通常较低，并且具有复制能力的病毒往往在感染早期被清除。

此外，人们也可能通过接触受污染的物体而感染猴痘病毒，如衣物、床单或家庭用品，尤其是当这些物品与感染者有直接接触时。在医护场所、社会环境（如文身店）中，锐器伤也可能导致病毒传播。值得注意的是，现有证据表明，猴痘病毒可能穿透胎盘，妊娠期女性感染后有通过垂直传播影响胎儿的风险。

（二）动物到人类的传播

猴痘病毒的动物向人类传播，主要通过受感染动物的咬伤、抓伤，或在狩猎、剥皮、诱捕、烹饪和处理动物尸体等过程中直接接触被感染动物的体液和呼吸道飞沫传播。早期的研究表明，新生啮齿动物对猴痘病毒高度敏感，而成年啮齿动物则对感染表现出更强的抵抗力。实验研究显示，猴痘病毒在非人灵长类动物中（如恒河猴和食蟹猴）会引发与人类相似的严重疾病，这些物种的实验动物常被用于测试针对猴痘病毒的疫苗和医学对策。

（三）动物间的传播

在中国的某些山区（如云南山区）发现多种对猴痘病毒敏感的物种，包括非人灵长类动物、小型哺乳动物和啮齿动物。这些地区丰富的野生动物种群增加了病毒在动物之间传播的可能性，并进一步提高了通过动物与人类接触传播给人类的风险。此外，家畜感染也可能由野生动物引发，从而加剧病毒在不同动物间的传播。

综上所述，猴痘病毒的传播途径涵盖了动物到人类、人与人的直接传播，以及通过污染物品的间接传播，并且不同地区、不同传播途径的特点各异。随着全球疫情的发展，性接触已成为猴痘病毒的一种重要传播方式；同时，环境和野生动物的多样性也进一步增加了猴痘病毒在人类和动物间的传播潜力。

三、易感人群

猴痘病毒的易感人群涉及多个群体。依据其免疫系统状态、职业暴露风险及其他特殊因素的不同,这些群体的感染风险和临床表现有所不同。根据现有研究和疫情数据,以下群体对猴痘病毒比较敏感,是猴痘病毒的易感人群。

（一）儿童

2008 年以前,猴痘病例主要集中在非洲,其患者人群以儿童为主,平均年龄不超过 10 岁。随着猴痘流行特点的改变,儿童在患者人群中所占比例逐渐降低。截至 2022 年 9 月,儿童感染猴痘的病例占所有报告病例的 0.3%。有研究显示,12 岁以下儿童主要通过与感染猴痘的成年家庭成员密切接触而感染,而青少年感染大多发生在 MSM 群体中,主要通过性接触传播。儿童,特别是非洲的儿童,参与狩猎或处理野味也容易接触感染源。非洲儿童感染猴痘后的病死率较高,这可能与营养不良和医疗资源匮乏相关。此外,值得注意的是,非洲以外国家的儿童也可能通过接触被感染的啮齿动物宠物或进口食品而感染。

（二）男男性行为（MSM）人群

在最近的猴痘疫情全球暴发中,MSM 群体感染猴痘的风险显著升高,95% 以上的报告病例为有男男性行为的个体,特别是拥有多个性伴侣或参与群体性活动,感染风险更高。密切性接触、频繁更换伴侣以及性网络的高度关联性,是病毒在该群体内传播的主要驱动因素。同时,由于污名化和歧视,感染者可能羞于寻求医疗帮助,进一步增加了传播风险。

（三）新生儿和孕妇

新生儿和孕妇由于免疫系统较弱,对猴痘病毒的易感性较高。虽然现有研究数据有限,尚不明确孕妇是否比普通人群更容易感染猴痘病毒,但部分研究报告显示,孕期感染猴痘病毒,可能引发流产、早产或先天性感染等不良妊娠结局。此外,猴痘病毒还可能通过胎盘传播给胎儿。

（四）免疫缺陷或潜在免疫缺陷者

免疫系统受损的个体,如 HIV 感染者或长期使用免疫抑制剂的患者,感染猴痘的风险更高,并且感染后可能出现更严重的症状。这些症状包括继发性细菌感染、严重的皮肤病变,严重时甚至可能威胁生命。此外,免疫缺陷个体对常规治疗的反应可能较差,治疗过程更为复杂。

（五）医务工作者

医护人员由于职业暴露风险,属于感染猴痘病毒的高危人群。在诊疗和护理猴痘患者的过程中,如果未采取适当的防护措施,医务人员可能通过接触患者的皮肤病变或体液而感染。此外,由于猴痘作为新兴传染病,部分医护人员可能缺乏足够的知识和培训来正确识别和处理病例,增加了他们的感染风险。尽管穿戴个人防护装备(如手套、口罩和防护服)能显著降低感染风险,但防护不当或防护装备短缺仍可能导致感染。

猴痘病毒的易感人群主要包括儿童、MSM 人群、新生儿和孕妇、免疫缺陷者及医务工作者(图 3-3-1)。由于这些群体的特殊生理特点或职业暴露,他们感染猴痘后往往表现出更严重的临床症状,并面临更高的并发症风险。预防和管理措施应根据这些易感人群的特点加以调整,以减少猴痘的传播和影响。

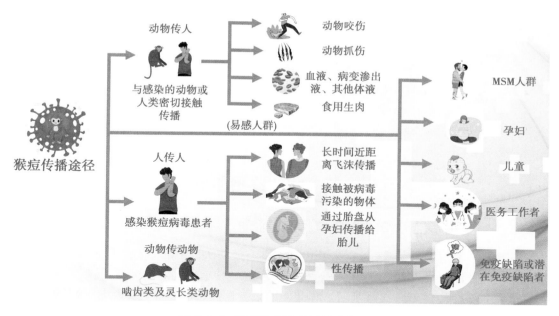

图 3-3-1 猴痘传播途径及易感人群

第四章　公共卫生应对和疫情管理

第一节　疫情监测和报告

一、猴痘疫情监测和报告的作用及目标

猴痘是一种人兽共患病,近年来其传播范围有所扩大,感染人群逐渐增多。因此,加强猴痘疫情的监测与报告工作,对于及时掌握疫情动态、快速启动防控措施、遏制大规模传播,具有重要意义。通过高效的监测网络和准确的报告机制,我们能够有效识别疫情暴发的早期信号,从而降低疫情蔓延的风险,降低社会公共卫生负担。

猴痘疫情监测和报告系统的核心目标是及时、准确地收集和传递有关病例、传播链及密切接触者的信息。主要作用包括早期预警、数据收集与分析、实施控制措施和资源调配。

全球传染病监测系统由多个国际组织主导,其中,WHO 承担了重要职责。WHO 通过全球疫情警报和反应网络(Global Outbreak Alert and Response Network,GOARN)协调各国卫生部门和研究机构,实现疫情信息共享和交流。此外,区域性监测机构,如非洲疾病预防控制中心(Africa Centres for Disease Control and Prevention,Africa CDC)和欧洲疾病预防控制中心(European Centre for Disease Prevention and Control,ECDC),也在各自区域内发挥了关键作用,促进了国家间的协作与信息流通。在国家层面,通常由国家疾控中心或相关卫生部门负责建立国家级的疫情监测网络,如我国的国家疾病预防控制局(National Diseae Control and Prevention Administration,NDCPA),通过设置传染病监测哨点、制定疫情上报流程等,落实疫情防控职能。

2023 年 7 月,国家疾病预防控制局发布了《猴痘防控方案》,明确了猴痘疫情的监测和报告要求。在该方案中,详细规定了病例定义、报告时限、监测渠道,以及各级卫生机构的职责分工。通过这一系统化的监测和报告机制,实现了对猴痘疫情的及时有效控制,防止了疫情的扩散蔓延,为后续防控措施的实施提供了有力支持。

WHO 指出,一个猴痘病例就可认为是一次暴发。由于单一猴痘病例就构成对公共卫生的潜在威胁,一旦发现,无论是疑似病例还是确诊病例,医务人员均应立即向国家或地方公共卫生部门报告。《猴痘防控方案》中明确定义了猴痘样症状者(不明原因急性皮疹伴发热或淋巴结肿大)、疑似病例(具备猴痘样症状且有旅居史或接触史等流行病学史)及确诊病例(经核酸或病毒分离检测阳性)。监测渠道涵盖各级医疗机构,尤其是皮肤科、性病科等,须重点关注猴痘样症状者并采集标本送检;对 MSM 人群等重点人群主动询问症状与接触史;海关对入境人员中具有猴痘样症状者进行核酸检测,阳性者通报疾控机

构;在特定场所还可进行污水监测。医疗机构诊断的疑似或确诊病例,需在 24 小时内通过网络上报;首次确诊或存在流行病学关联的病例,需在 2 小时内通过突发事件系统进行报告。

二、猴痘疫情监测质量的评估及影响因素

有效的监测系统对于检测病毒、管理疫情和减缓病毒传播至关重要。评估猴痘监测的质量,是了解卫生系统如何为疫情暴发做好准备的关键因素,特别是在早期检测、应对和防止进一步传播方面。

猴痘的监测通常依赖现有的卫生系统进行病例监测和报告。在许多流行地区(如非洲),由于资源有限、基础设施薄弱和诊断能力不足,监测系统面临重大挑战。例如,对尼日利亚猴痘监测系统的研究表明,尽管该国已经建立监测系统,但其诊断能力不足、医疗服务获取受限以及缺乏实时数据分析能力,导致疫情识别延迟,阻碍了及时应对。在非流行地区,如欧洲和北美,2022 年猴痘疫情的暴发,促使其迅速建立监测系统。然而,这些系统也存在局限性,尤其是准备水平仅为中等,限制了卫生系统高效监测和控制疫情的能力。

此外,监测不仅限于人类健康。环境监测,如污水监测,日益变得重要。有研究认为,污水监测是传统监测方法的一种补充,能提供疫情的早期预警信号。然而,污水监测的广泛采用仍面临基础设施限制和测试方法准确性的挑战。

影响猴痘疫情监测质量的因素是多维度和多方面的,主要包括以下几个方面。

1. 诊断能力　诊断能力包括医务人员对猴痘病例的识别,以及实验室对猴痘病毒的检测能力。目前,诊断能力不足是流行地区监测系统面临的显著挑战之一。Moyo 等人在 2022 年的研究表明,许多非洲国家的监测和检测能力较弱,导致了猴痘疫情发现的延迟。如果没有可靠的诊断工具,疑似病例往往会在较长时间内无法得到确诊,从而导致应对措施的延迟。

2. 数据收集和报告　监测质量的高低还取决于数据收集和报告系统的效率。在基础卫生设施薄弱的国家,监测数据往往存在不完整或延迟的情况。这导致无法准确了解病毒传播的情况,进而会严重影响控制疫情的应对工作。尼日利亚学者在关于监测系统的研究中就特别强调了实时数据分析和数据管理能力建设的必要性。

3. 准备程度与防控意识　在非流行地区,快速部署的猴痘监测系统揭示了准备工作和公众意识的不足。Jairoun 等人对大学生关于猴痘知识了解程度的研究表明,公众对猴痘的认知程度仍然较低,这影响了早期筛查的质量。准备工作充分是实现有效监测的基础,它能确保监测系统在病例出现时及时应对。

4. 病例定义　监测系统依赖明确有效的病例定义来准确检测和报告病例。Osadebe 和 Hughes 等学者曾在 2017 年对刚果民主共和国的病例定义进行研究,研究结果强调了制定和应用准确病例定义的重要性。病例定义标准不清晰可能导致病例的漏报或误报,最终影响监测的质量。

5. 环境和跨部门监测　将环境监测(如污水监测)纳入更广泛的监测框架中,正日益受到重视。Tiwari 等人在 2023 年指出,尽管污水监测为社区中猴痘的存在提供了有价值的预见信息,但其有效实施依赖先进的基础设施和协调一致的措施。为了提高监测质量,人类、动物和环境卫生领域的跨部门合作至关重要。

基于上述影响因素,要提高猴痘疫情监测的质量,必须采取多方面的措施来解决当前监测和报告中存在的一些不足和短板。建议从以下几个方面进行努力。

1. 加强诊断能力 各个国家和地区应在充分、综合考虑自身特征及经济能力等前提下,设法加大对诊断基础设施的投资,以提高及时检测猴痘病例的能力。具体措施包括扩大快速检测的使用范围,为流行地区的医疗专业人员提供培训等。

2. 加强数据管理系统建设 监测系统应配备实时数据收集和分析工具,以便在疫情期间为决策者提供可操作的决策依据。提高数据管理能力可以确保及时应对疫情,并防止病毒的进一步传播。

3. 提高公众意识 提高公众对猴痘及其症状的认识,并强调早期报告的重要性,对于提高监测系统的有效性至关重要。为此,针对流行和非流行地区的公共卫生宣传活动,可以帮助提高准备水平并提高早期检测率。

4. 整合环境监测 将环境监测方法(如污水监测)纳入更广泛的公共卫生战略中,不仅可以为疫情提供早期预警信号,还能改善对社区中病毒循环的监测情况。

5. 制定标准化的病例定义 制定和统一应用标准化病例定义,对于准确检测和报告猴痘病例至关重要。这将增强各地区数据的可比性,并改善监测系统的整体质量。

6. 对现有的监测报告系统进行动态分析,及时反馈目前系统的运行情况和相关医务人员的工作质量。同时,为了更好地评估这些方面,需要确定可量化的指标。

WHO 在有关猴痘防控指引中指出,首先,"密切接触者的疑似和确诊病例比例"是一个关键指标。这一指标反映了监测体系在识别和追踪接触者方面的效率和准确性。一个高效的监测体系应该能够确保大多数潜在确诊病例的接触者被准确识别和记录,便于进行后续的追踪和管理。其次,"每个疑似和确诊病例报告的接触者数量"也是一个重要的评价指标。这一指标能够反映出病例报告的完整性和追踪工作的深度。理论上,每一个病例的所有接触者都应被详细记录和报告,以确保在后续的追踪工作中不会遗漏任何潜在的传播环节。再次,密切接触者中有"完整随访信息者的比例"也能体现随访工作的质量。只有拥有完整的随访信息,才能对接触者的健康状况进行全面的评估和分析,及时发现和处理可能出现的问题,防止病毒进一步传播。最后,"接触者追踪名单中病例的比例"则反映了追踪名单的准确性和实用性。这个比例高,则表明我们的追踪名单在预测和识别新病例方面起到了积极作用,有助于我们及时发现和控制新的疫情暴发点。我国目前尚无针对猴痘的疫苗。若有相应的疫苗,在监测追踪过程中,还可加入"接受暴露前或暴露后预防的高风险和中风险接触者的比例"这一指标,这关乎预防效率和防控措施的实施效果。对于高风险和中风险接触者,及时的暴露前预防措施能够显著降低其发病的风险,保护其健康。

猴痘死亡病例监测质量也可作为一个参考指标。猴痘死亡的定义是疑似或确诊猴痘病例,排除其他原因引起的死亡。如果有足够的病变组织,也可以在死亡后进行猴痘病毒 PCR 检测以确认猴痘诊断。应当注意的是,只有在患病后未出现过完全恢复情况即死亡的病例,才能被记录为猴痘死亡病例。目前全球流行期间所收集到的数据显示,大多数死于猴痘的患者都有其他基础疾病,猴痘可能无法完全解释患者的死亡结局。然而,出于监测目的,计算和报告感染猴痘的死亡病例,可以更好地理解疾病的概况。

污水监测,也被称为环境学监测,已被证明在应对一系列传染病和公共卫生风险中起到了辅助公共卫生决策的作用,比如脊髓灰质炎、伤寒。环境监测可以提供疾病出现、再现或激增的早期预警,并帮助识别高风险地区,以进行进一步调查。2022 年以来发现的猴痘病例,研究人员已在他们的尿液、粪便、唾液、皮肤和黏膜病变,以及精液样本中检测到猴痘病毒 DNA。同时,从患者皮肤和黏膜病变、精液、生殖器和直肠拭子中也分离出有复制能力的猴痘病毒。不同部位病毒或病毒 DNA 的浓度和持续时间,会随感染的进程而变化。研究表明,病毒 DNA 随排泄物排出体外的过程可以持续到症状发作后的第 16 天。存在于黏膜和皮肤病变中的病毒,可以在刷牙、洗手、淋浴时释放到污水中,还可通过尿液和粪便排入厕所。因此,检测污水中的猴痘病毒 DNA 或活病毒,是监测特定地区病毒是否持续存在社区传播的一种方法。目前,全球已有部分国家(如中国、意大利、美国、荷兰、法国等)开始监测污水中猴痘病毒 DNA 的情况。在美国加利福尼亚州旧金山的 8 个污水处理厂中,研究人员分析了来自 287 份污水的沉淀固体,从中检测到了猴痘病毒 DNA。迄今为止,尚未发现通过接触受污染的污水被感染的猴痘病例。研究估计,污水监测可以监测到每 10 万人中 7 例的感染,但目前缺乏标准的操作程序和方法,包括采样、病毒浓缩、DNA 提取、检测和数据解释。

总之,对猴痘疫情监测质量的评估,揭示了流行和非流行地区的卫生系统在监测和报告方面所面临的各种挑战。诊断能力、数据管理、准备工作以及环境监测整合等因素,在很大程度上决定了监测系统的有效性。为了解决这些问题,有针对性的经费投入和跨部门合作至关重要,对于加强监测系统、减轻未来疫情的影响有正面意义。通过提高监测质量,卫生系统可以确保及时应对、遏制病毒传播,并更有效地保护公共健康。

第二节 检疫与社区防控

一、检疫

猴痘疫情期间,国际和地区间的人员流动成了病毒传播的重要途径。因此,加强边境检疫和交通枢纽的监控是阻止病毒输入和传播的重要措施。WHO 于 2024 年 8 月 14 日宣布,猴痘疫情构成"国际关注的突发公共卫生事件"。根据非洲疾病预防控制中心 8 月 9 日的数据,2024 年以来,非洲有 13 个国家报告了 17 541 例猴痘病例,死亡 517 例。其中,仅刚果民主共和国就报告了 16 789 例猴痘病例,死亡 511 例。我国海关总署反应迅速,于 2024 年 8 月 15 日发布了海关总署公告 2024 年第 107 号(《关于防止猴痘疫情传入我国的公告》),旨在防止猴痘疫情传入我国,保护人民的健康安全。

公告规定,凡是来自猴痘疫情发生国家(地区)的人员,如接触过猴痘病例或出现发热、头痛、背痛、肌痛、淋巴结肿大、皮疹和黏膜疹等症状,应向海关申报。海关人员将按规定程序采取医学措施,并开展采样检测。来自猴痘疫情发生国家(地区)且被污染或有被污染可能的交通运输工具、集装箱、货物、物品,应按规定程序实施卫生处理。

一旦确认猴痘确诊病例,公共卫生机构应迅速采取行动,追踪患者的密切接触者。这些密切接触者应接受医学观察,建议采取居家隔离措施或进行集中隔离,以防止病毒进一步传播。密切接触者应每日向公共卫生机构报告自己的健康状况,并定期接受医学检测。

二、重点人群保护

（一）儿童和青少年

儿童和青少年由于免疫系统尚未完全发育成熟，加上他们在学校等集体环境中频繁接触其他人和互动，因此成为猴痘病毒感染重点关注的高风险人群之一。为了有效保护这一脆弱群体，学校应全面加强校园的卫生管理，以营造安全健康的学习和生活环境。

首先，学校应定期进行环境清洁和消毒工作，特别是教室、食堂、厕所等高频使用的场所，确保这些区域的卫生条件达到防控要求。使用符合标准的消毒剂，并严格按照《猴痘消毒技术指南》的操作规范进行消毒。同时，应增加教室和其他公共区域的通风次数，以降低空气中病毒的浓度。

其次，在卫生管理的基础上，开展预防猴痘的健康教育也必不可少。学校可通过健康讲座、班会、宣传海报和在线资源等多种形式，向学生普及猴痘的传播途径、症状识别和预防措施，帮助他们建立基本的防护意识。教育内容应包括正确的洗手方法、如何避免密切接触、个人物品不与他人共用等实用技能，培养学生良好的个人卫生习惯。

最后，学校应制定详细的应急预案（参考预案见附件1），以应对可能出现的猴痘疑似病例。一旦发现学生或教职员工出现猴痘疑似症状，应迅速启动应急程序，包括立即上报给相关卫生部门、隔离疑似病例、通知家长，以及进行密切接触者的追踪和观察。学校应与当地公共卫生机构紧密合作，确保在疫情暴发时能够迅速获取专业的防控指导和支持。

通过以上措施，不仅可以有效降低猴痘在校园内的传播风险，还能够在突发情况下快速响应，保障儿童和青少年的健康与安全。培养学生良好的卫生习惯和健康意识，有助于构建更为坚实的公共卫生防线，共同抵御猴痘等传染病的威胁。

（二）老年人群

老年人的免疫系统较为脆弱，加之基础疾病的影响，感染猴痘后可能面临更大的发展至重症和发生并发症的风险。因此，社区应特别关注老年人的健康状况，通过采取以下措施以降低他们的感染风险。

社区应定期组织社区内的老年人进行健康监测，并加强对定期健康监测的宣传。健康监测的内容包括体温测量和症状检查，特别关注皮疹、发热、淋巴结肿大等猴痘相关症状。提供便捷的就医渠道，宣传就医路径。对于有症状的老年人，确保其能够迅速获得医疗评估和必要的治疗。指导老年人及其家属日常可在家中准备口罩、手套、消毒液等基本防护物资，并指导他们正确使用这些物资。在社区活动中加强防护宣传，鼓励老年人避免参加大型聚集活动，以降低感染风险。

对于养老机构，可参考校园的环境管理原则，勤通风，做好日常消毒管理，确保环境卫生安全。对于来访人员，做好登记记录，并主动询问其是否有身体不适，如发热、咳嗽、皮疹等情况，以降低交叉感染的风险。对于工作人员，应加强健康监测和培训，确保他们在接触老年人时能够采取适当的防护措施。

老年人在疫情期间可能会因疾病（包括可能表现为皮疹的疾病）、隔离或社交接触的减少而感到孤独或焦虑。社区和养老机构应注意对老年人的心理健康支持，可安排志愿者或心理咨询师定期与老年人交流，以提供情感支持和心理疏导。对于有条件的老年人，可组织线上健康教育活动,提供科学的防疫知识,缓解老年人的恐惧感;同时指导他们如何在日常生活中做好自我防护。

（三）孕、产妇群体

孕、产妇感染猴痘病毒后,不仅对自身健康构成威胁,还可能影响胎儿或新生儿的健康。需要对这一人群进行重点保护和支持,以保障她们顺利度过围产期并迎接新生命的到来。以下是针对孕、产妇及胎儿的综合防控措施。

孕、产妇应尽量避免前往猴痘疫情高发地区,如非洲等。避免到访人流密集的场所,或选择错峰出行、采用线上服务等方式。外出时可加强相应的防护措施,包括佩戴口罩、保持社交距离、使用含酒精的手部消毒液等,降低感染风险。指导孕、产妇保持良好的个人卫生习惯,包括勤洗手、避免用手触摸面部,尤其是眼、口、鼻部位。

孕、产妇应定期进行健康监测,重点关注是否出现发热、皮疹等猴痘症状。如有疑似症状,应及时就医并告知医务人员其怀孕或产后状态,以便进行适当的评估和治疗。医疗机构应为孕、产妇提供个性化的健康指导,并进行定期随访,确保及时识别和处理任何潜在的健康问题,包括对胎儿和新生儿的健康监测。

由于身体的特殊状况和体内激素水平的变化,孕、产妇人群的情绪波动可能比普通人群更显著。尤其在疫情期间,可能会担忧周围环境对自身和胎儿的健康产生影响。社区和医疗机构应提供心理支持服务,通过线上线下相结合的方式开展健康教育活动,向孕、产妇普及猴痘相关知识,提供个人防护建议,科学讲解疫情防控措施、疫情动态和国家防控策略等,帮助她们管理焦虑情绪和压力。

（四）HIV 阳性和免疫功能低下人群

HIV 阳性和其他免疫功能低下人群由于免疫系统的脆弱性,在感染猴痘后更容易出现严重的并发症,如皮肤感染、肺炎等。因此,这类人群应采取特别的防护措施,以降低感染风险、减少并发症的发生。以下是针对 HIV 阳性和免疫功能低下人群的防控措施。

HIV 阳性和免疫功能低下的人群应特别注意自我防护,尽量减少到人员密集的公共场所活动。外出时,可佩戴口罩、注意保持社交距离、使用含酒精的手部消毒液等。

动员和指导 HIV 阳性和免疫功能低下人群定期进行健康监测,尤其是在猴痘疫情期间,应更加关注这类人群,及时发现和处理任何异常症状。社区可与当地医疗机构建立联动机制,为需要的患者提供快速转诊和专科支持。

对于 HIV 阳性人群,还应加强关于 HIV 抗病毒治疗重要性的宣传,严格遵循抗逆转录病毒治疗（anti-retroviral therapy,ART）方案,保持良好的治疗依从性,以最大限度地维持免疫功能。这不仅有助于控制 HIV 病毒载量,还可以降低感染猴痘后出现严重并发症的风险。医务人员应做好定期随访,并提供药物管理指导和心理支持,帮助患者应对治疗过程中的挑战。

鼓励社区内的志愿者或非政府组织（non-governmental organization,NGO）为这些高危人群提供心理疏导和帮助,重视和运用好同伴教育的作用和影响,通过宣传手册、线上课程等形式,在 HIV 阳性人群中进行猴痘预防知识的宣教,向他们传递猴痘预防和个人防护的知识,强调安全性行为和性忠诚对猴痘防护的意义。

（五）MSM 人群

2022 年的猴痘疫情中,95% 以上的感染者为 MSM 人群。MSM 人群是这波疫情中的感染高风险人群。因此,应对 MSM 人群采取针对性的防护措施。

MSM 人群应特别注意自我防护,尽量避免多个性伴侣或频繁更换性伴侣的高风险行为,以降低感染猴痘的风险。建议采用在性行为中使用安全套等防护措施,虽然安全套不能完全防止猴痘的传播,但可以降低通过性接触传播的风险。

尽量避免与有猴痘症状(如皮疹、发热、淋巴结肿大等)的人发生密切接触。如果性伴侣出现相关症状,应立即停止接触,并建议其寻求医疗评估。鼓励 MSM 人群进行开放、坦诚的对话,特别是与性伴侣讨论猴痘的风险和个人健康状况时,以便共同采取适当的防护措施。

MSM 人群应定期进行健康监测,特别是在猴痘传播风险较高的情况下,应注意检查皮肤和黏膜的变化,包括面部、手部、生殖器区域和肛门周围的皮疹或溃疡。如果出现疑似症状,应立即就医,并详细告知医务人员自己的症状和最近的接触史,确保及时得到检测和治疗。我国一项对猴痘患者患病经历的质性研究显示,患者强调了改进和增加检测渠道的必要性,因为现有的检测方法仍仅限于专业的医疗机构。开发自测工具供患者进行自我检查,可促进高风险人群的自我健康监测,以尽早发现猴痘感染情况。另外,可通过社区支持网络,如志愿者队伍及 NGO,及时响应 MSM 人群的健康需求。教育内容应包括猴痘的症状识别、如何降低感染风险、正确使用安全套和其他防护措施等。

三、病例隔离与社区响应

社区发现猴痘样症状者、疑似或确诊猴痘病例后,应建议并协助患者立即到专门的医疗机构寻求治疗。医疗机构应严格执行感染控制措施,包括对患者的隔离、个人防护设备的使用和医疗废物的管理等。医疗人员应充分了解猴痘病毒的传播途径,确保在诊疗过程中严格遵守防护指南。

社区、公共卫生机构和医疗机构之间应建立紧密的沟通与合作机制,以确保及时了解患者的去向和健康状况。根据国家疾病预防控制局 2023 年颁布的《猴痘防控方案》指引,对病情较轻且具备居家隔离治疗条件的确诊病例,经医疗机构与疾控机构联合评估后,可直接采取居家隔离治疗方案。WHO 也建议,对于疑似或确诊猴痘的患者,如果病情轻、无并发症或并发症风险不高,且经过评估获得许可的,可以在社区的帮助下进行居家隔离。卫生工作者应根据患者的疾病严重程度、是否存在并发症、护理需求、重症危险因素,以及病情恶化时转诊住院的难易程度等种种因素,决定患者是否进行居家隔离,并制定相应的监测计划。

对于上述重点人群,或患有慢性皮肤病(如特应性皮炎)或急性皮肤病(即烧伤)等重症风险较高的患者,应考虑进行更密切的监测。这至少应包括定期进行健康状况的随访与评估,以确保患者在隔离期间能够获得所需的支持和指导。

对于实行居家隔离治疗的确诊病例,应发放《猴痘防控方案》中的《猴痘病例居家隔离治疗健康告知书》,以及针对隔离患者的照护人员或共同居住者的《猴痘个人防护指南》。

(一)居家环境的评估

在对疑似或确诊猴痘患者进行居家隔离前,应首先进行全面的家庭条件评估。经过专业培训的卫生工作者负责咨询和评估相关家庭,以确定其是否适合居家隔离,以及能否为猴痘患者提供适当的护理。

评估内容包括以下几个方面：①患有猴痘的感染者是否具备自我照顾的能力；②所在社区是否有专业的卫生工作者，可为猴痘患者提供随访及支持（家访、远程医疗或电话联系均可）；③猴痘感染者及其家庭成员是否完全了解传播风险；④隔离房间是否有单独的卫生设施；⑤猴痘感染者是否有一个带通风口（例如窗户）的单独房间，或者有与家中其他人分开居住的条件；⑥评估并识别猴痘患者和家庭成员的社会心理需求，并确保这些需求得到满足。

（二）居家隔离注意事项

1. 为避免交叉感染，可指定一人来帮助轻度、无并发症的猴痘患者进行自我护理。该人员应符合下列要求：身体健康、没有潜在慢性病，最好是既往接种过天花疫苗或感染过猴痘病毒的人。

2. 如果协助感染者进行自我护理的指定人员需要进入隔离区域时，应与感染者保持至少 1 米的距离。当无法保持距离时，应佩戴合格的医用口罩和一次性手套，并且在与感染者或周围环境接触前后和戴上手套前后，用肥皂和水或含酒精的洗手液清洁双手。同时，猴痘患者也应佩戴合格的医用外科口罩，并在与指定照护人近距离接触时遮盖病变部位，穿着轻软的长衣长裤。

3. 餐具、床单、毛巾、电子设备或床等物品应专人专用，避免与感染者共用个人物品。

4. 家庭成员和猴痘患者应经常用肥皂和水或含酒精的免洗消毒液清洁双手。此外，除指定照护人外，其他家庭成员应避免进入感染者房间。猴痘患者应避免与家人亲密接触，直到其皮肤病变结痂脱落。

5. 如果猴痘患者有不适需要寻求医疗救助，须提前通知医院/医疗机构，以便其提前做好接诊准备。前往医院时，患者应佩戴医用外科口罩，确保所有病变部位（如患者能耐受）都被覆盖。同时，患者应避免与其他人密切接触，并避免使用公共交通工具，如公交、地铁等。

（三）居家物品清洁与消毒

具体消毒方法参考《猴痘防控方案》中的《猴痘消毒技术指南》。需要特别指出的是，照顾猴痘患者时产生的废物或猴痘患者隔离房间内产生的废物，均应视为有传染性的废物。这些废物应放在坚固的袋子中并绑好，同时做好传染性废物标识（可使用黄色医疗垃圾袋），并放置在固定区域。之后，由社区相关工作人员进行专门收集及处理。

（四）社区响应

在患者居家隔离期间，社区和公共卫生机构应向患者提供详细的就医指引，指导患者出现症状加重或遇到紧急情况时如何寻求医疗救助。同时，这些机构应关注患者的心理状况，尽量为患者提供心理支持服务，帮助他们应对隔离期间可能出现的焦虑和不适感。此外，还应协助患者在居家隔离期间获得必要的生活物资和药品，以保障其日常生活需求得到满足。通过这种紧密联动和积极干预，社区、公共卫生机构和医疗机构可以共同确保居家隔离患者的安全与健康，降低疾病在社区内传播的风险，并为患者提供全方位的支持与服务。

此外，为了有效减少人群聚集和防止猴痘病毒在社区内扩散，对于已经出现猴痘疫情的社区，应尽量减少不必要的聚集活动。所在辖区公共卫生机构可根据疫情的情况，与社区居民一起制定减少人员聚集的策略，包括暂停或推迟大型公共活动，如集会、节日庆典、体育赛事等,并鼓励居民减少非必要的社交活动,从而降低病毒在人群中的传播风险。在此过程中,应注意保护患者隐私,避免信息泄露。

在公共场所,如学校、商场、体育馆和其他人员密集的地点,应根据疫情的发展态势及时调整防控策略。例如,可以通过增强场所的通风来改善空气质量,进而降低病毒在空气中存活和传播的可能性。同时,应选择适当的消毒方式,定期对场所内的高频接触表面,如门把手、扶手、电梯按钮和公共座椅等进行彻底消毒,以切断可能的传播途径。

《猴痘消毒技术指南》详细阐述了针对不同场所和污染物品的消毒要求和原则,确保消毒措施的科学性和有效性。通过严格遵守消毒规范,社区和公共场所能够进一步降低病毒传播的风险,为公众的健康安全提供坚实保障。

四、公共卫生体系建设

为有效应对猴痘疫情,建立健全的公共卫生体系是重要的一环。通过加强疫情监测与报告系统建设、开展社区健康教育与公众动员,以及强化基层医疗能力,可以显著提高疫情防控效果,保障社区居民的健康与安全。

(一)加强疫情监测与报告系统建设

猴痘疫情的防控离不开完善的疫情监测与报告系统。社区卫生服务中心应与疾病预防控制中心密切合作,建立快速响应机制,确保在第一时间收集和报告猴痘疑似病例及确诊病例的数据。同时,应加强对病例的流行病学调查和跟踪管理,确保病例信息的准确性和及时性。

通过公开透明地发布疫情信息,可以缓解公众的恐慌情绪,并增强公众对疫情防控措施的信任。此外,应开发和利用现代技术,如实时PCR、环介导等温扩增检测(loop mediated isothermal amplification,LAMP)和重组酶聚合酶扩增(recombinase polymerase amplification,RPA)等方法,提供快速、准确的诊断。同时,应开发高度特异性的血清学检测技术,以区分猴痘病毒与其他相似病毒,进一步提高检测准确性。利用数据分析平台和移动应用程序,以实现对猴痘疫情的实时监测和趋势预测。还应逐步建立计算机化的共享数据库,确保监测数据的及时记录和共享,从而提高数据的质量和可用性等。这些新技术的应用,将为公共卫生部门制定有效的防控策略和公共卫生响应,提供准确的数据支持。

(二)开展社区健康教育与公众动员

猴痘疫情的防控需要社区居民的广泛参与和配合,因此,开展社区健康教育和公众动员至关重要。社区应利用多种宣传渠道,如微信公众号、社交媒体、社区公告栏、广播和电视,向居民普及猴痘的传播途径、预防措施以及出现症状后的应对方式。

社区卫生服务人员可以组织丰富多彩的线上线下活动,包括健康讲座、义诊活动和互动问答等,解答居民的疑问,提高他们的防范意识和自我保护能力。此外,应特别关注高风险人群,如老年人、孕妇和免疫力低下者等,为他们提供有针对性的健康教育内容和防护指导。

公众动员应注重调动社区志愿者的积极性,可建立社区互助小组,为特殊人群提供日常生活支持和健康监测服务。通过提高社区居民的参与度和主动性,可以形成强大的群防群控力量,共同阻断病毒的传播途径。

（三）强化基层医疗能力

加强基层医疗机构的资源配置和人员培训,确保社区医务人员能够及时识别猴痘的症状并采取正确的防护措施,是社区猴痘疫情防控的又一道防线。医务人员应接受专门的猴痘防治培训,了解最新的防控指南和治疗方案,能够对疑似病例进行初步筛查、隔离处理和转诊。

此外,应确保基层医疗机构配备充足的个人防护设备(如口罩、手套、防护服等)和必要的诊疗工具(如采样设备、消毒设备等),以满足紧急情况下的需求。建立常态化的传染病防控应急演练机制,定期组织演练,不断提高医务人员的应急处置能力。

基层医疗机构还应与上级医院和公共卫生机构保持密切联系,建立畅通的转诊和会诊通道,确保疑似病例能够快速得到专业的医疗救治。同时,公共卫生防控机构应加强对社区内的密切接触者的追踪管理和健康监测工作。

第三节　猴痘病例及接触者追踪调查

一、猴痘疑似及确诊病例追踪调查

在当前猴痘全球暴发的背景下,猴痘病例的监测和病例流行病学调查的总体目标是尽快识别病例、感染群体以及感染源,以便为该群体提供最佳的临床照护管理;对病例采取进一步的隔离措施以防止传播;识别、管理和追踪接触者,以识别感染的早期迹象;识别感染和严重疾病的高风险群体;同时,保护一线卫生工作者,并制定有效的控制和预防措施。我国国家疾病预防控制局发布的《猴痘防控方案》也明确要求,为及时掌握病例暴露信息、接触史等流行病学相关信息,防止疫情传播扩散,一旦发现猴痘疑似或者确诊病例,应立即进行后续的病例调查并做好记录。个案调查表是医务人员和研究人员对疑似或确诊的传染病病例进行深入流行病学调查的工具,能够前瞻性或回顾性地收集病例及其接触者的信息。调查表一般包含确诊病例的关键流行病学信息。为了保证上报数据的一致性和质量,我国国家疾病预防控制局在疫情流行之初就发布了《猴痘疫情流行病学调查指南》和《猴痘病例个案调查表》,以确保病例调查的规范性和质量。通过统一的个案调查表和传染病报告机制,我们能够全面掌握全国疫情流行态势和报告情况。

正确利用和填写个案调查表工具,对掌握感染病例流行病学信息非常重要。一般来说,评价病例调查质量指标包括:是否具有完整的人口统计信息、疑似或确诊病例的比例、进行实验室检测的疑似病例的比例,以及是否具有完整的临床和风险因素信息的两类病例的比例。工作人员应警惕与猴痘患者有关的信号和表现,熟悉猴痘症状和高危传播场所,以提高病例调查的准确性和质量。

《猴痘疫情流行病学调查指南》已对调查目的、对象、方法和内容以及组织实施做了提纲挈领的总结和指引。《猴痘病例个案调查表》则以条目的形式进一步细化了调查的内容。需要注意的是,病例调查应在通风良好的房间内进行,并使用一级防护个人防护装备(personal protective equipment,PPE)。

在当前的猴痘疫情中,与感染者进行密切的身体接触,包括性交等,是猴痘病毒的最主要途径。此外,从动物到人的传播也是猴痘的重要传播途径之一。因此,在病例调查过程中,可留意调查对象有无相关动物暴露史。当怀疑被感染的动物是传播源头时,作为病例调查的一部分,应收集与病例接触的动物类型(最好是确切的物种)、接触的时间、地点、频率等信息,以及该动物是否存活、是否有疾病表现等。这些信息有助于防止病毒进一步突破物种传播屏障,并为总结对应信息、减少未来疾病传播的风险提供重要依据。

二、密切接触者管理

2023 年 9 月 20 日,国家疾病预防控制局宣布将猴痘列为乙类传染病。《中华人民共和国传染病防治法》中对于乙类传染病的管理并未明确要求必须进行密切接触者的判定和追踪。然而,该法律也指出,"甲类、乙类传染病暴发、流行时,县级以上地方人民政府报经上一级人民政府决定,可以宣布本行政区域部分或者全部为疫区;国务院可以决定并宣布跨省、自治区、直辖市的疫区。县级以上地方人民政府可以在疫区内采取本法第四十二条规定的紧急措施,并可以对出入疫区的人员、物资和交通工具实施卫生检疫。"2024 年 8 月,泰国报道了经飞沫传播的猴痘病例。鉴于目前猴痘疫情的发展态势,编写组仍将猴痘病例密切接触者的追踪相关内容列出,供有需要的读者参考。

密切接触者追踪是控制传染病病原体传播的公共卫生措施之一。其可以中断传播链,并且还能更快地识别可能发展为重症疾病的人群,以便对他们的健康状况进行随访,并在出现症状时迅速给予医疗护理。当发现疑似/确诊病例时,应迅速启动病例调查,以获取所有潜在接触者的姓名和联系信息,并确定可能发生与其他人接触的地点。在识别出猴痘样症状病例接触者后,应在 24 小时内通知当事人。

根据《猴痘防控方案》中《猴痘密切接触者判定和管理指南》,与猴痘疑似或确诊病例、感染动物或其分泌物等有直接接触,或因职业暴露及长时间近距离接触病例呼吸道飞沫等有感染风险的人员为密切接触者。判定标准包括与病例有皮肤或黏膜接触、共用物品、职业暴露,以及与病例发病前 4 天内有性接触等情况。

管理措施包括从最后一次密切接触起进行 21 天的自我健康监测。监测期间密切接触者可正常生活和工作,但需避免与他人进行性接触和捐献血液。疾控机构应及时通知密切接触者并提供健康监测的相关指导,同时在第 7、14、21 天进行电话或上门随访,提供咨询和指导。接触者须每日测量体温并监测症状,如出现发热、皮疹或淋巴结肿大等,应及时就医并报告接触史,接受猴痘病毒核酸检测。该指南的目的是通过规范地判定和管理密切接触者,有效控制猴痘的传播。实施健康监测时,疾控机构或基层医疗卫生机构应口头告知密切接触者进行健康监测的缘由、期限、注意事项和疾病相关知识,以及疾控机构或基层医疗卫生机构负责随访的联系人和联系方式,发放《猴痘密切接触者健康告知书》,并指导被监测者做好病例的衣物、毛巾、床单、餐具等个人用品,以及可能被病例分泌物、渗出物、体液等污染的环境和物体表面的消毒。

原则上,只要没有出现症状,密切接触者可以继续进行日常活动,如上班和上学(即不需要隔离),但应强调做好手卫生和咳嗽礼仪。应该强调的是,密切接触者无论是否出现症状,都应在 21 天监测期内避免与他人发生性接触,不捐献血液、细胞、组织、器官、母乳或精液;还应尽量避免与儿童、孕妇、免疫功能受损的个体和动物(包括宠物)进行身体接触,以最大限度地降低传播疾病的风险。在 21 天监测期间,应避免进行任何国内或国际旅行,直至确定无公共卫生风险。如有特殊需求(如寻求紧急医疗护理或逃离危险环境),应立即与相关卫生部门协商。

在监测期间，如接触者发展为前驱期症状或淋巴结肿大，即使没有皮疹，也应做进一步观察和处理。如无皮肤或黏膜病变，可采集口咽、肛门或直肠拭子进行 PCR 检测。然而，对口咽、肛门或直肠拭子的结果进行解读时需要格外谨慎，阳性结果是猴痘确诊的证据，但阴性结果不足以排除感染，仍须继续监测 5 天，观察皮疹发展情况。如接触者发展为皮肤或黏膜病变，则需作为疑似猴痘病例进行评估，并从皮疹中采集标本进行猴痘病毒实验室检测。

医疗卫生工作者如因工作原因被判定为密切接触者，应及时通知单位的感染控制部门。其在确认无症状后可继续工作，但须主动监测症状和体温，并避免与高风险人群（如免疫功能受损患者）接触。目前我国尚无针对猴痘的疫苗，如未来疫苗可用，卫生工作者可在暴露后 4 天内接种疫苗，最长可延迟至暴露后 14 天内（前提是无症状），以最大限度地保护卫生工作者并降低传播风险。更为重要的是，国外已使用和正研发的预防型疫苗值得我们借鉴，考虑为医疗工作者提前接种预防型疫苗，也是一种可行的防控策略。

第四节　宣传教育与公众参与

2022 年，多国暴发猴痘疫情，迫使 WHO 于 2022 年 7 月 23 日宣布猴痘为 PHEIC。截至 2024 年 5 月，虽然全球猴痘疫情有所缓解，但是猴痘病毒的传播并未随着 WHO 警报的解除而停止。特别是刚果民主共和国和越来越多的非洲国家疫情的暴发，使得 WHO 再次宣布此次疫情为 PHEIC。这是 WHO 根据国际法设定的最高警报级别，这一声明强调了当前形势的严峻，并迫切需要加强宣传和干预来控制疫情。

我国一项针对患者的多中心研究结果显示，患者普遍对猴痘知之甚少，通常只知道该疾病的名称和皮疹症状。大多数患者由于症状较轻或误将其当作普通皮肤病或蚊虫叮咬，延迟就医。为防止猴痘疫情传播，保护人民的健康安全，我国应根据国情，针对不同人群（重点人群、出入境人员和一般人群等），分类开展宣传教育及干预，有针对性地加强他们的自我防范意识和个人防护措施，并积极配合做好防控工作。

针对猴痘的宣传干预可以分为行为学干预和医学干预两大类：行为学干预侧重于改变个人和群体的行为习惯，如保持良好的卫生、避免高风险行为、识别和报告症状等，以降低猴痘传播风险；医学干预则包括推广疫苗接种、提供抗病毒治疗和支持性护理，通过医学手段直接预防和控制疾病的传播。目前，根据国家卫生健康委员会和国家疾病预防控制局的官方信息，猴痘疫苗尚未在中国推广使用，需要进一步研究。

一、宣传干预工作的原则

1. 科学性和针对性　所有宣传干预内容应严格基于科学证据，并根据不同群体的特点进行个性化调整。

2. 参与性和协作性　充分调动社会组织、志愿者和同伴教育员的积极性，形成协同工作的干预模式。

3. 综合性和持续性　将猴痘防控纳入常态化的艾滋病综合防控体系，确保措施的综合性和连续性。

二、普通人群的宣传干预

在针对普通人群进行猴痘的宣传干预时,应注重以通俗易懂的方式普及基础知识,强调保持个人卫生和日常防护的重要性。同时,我们应利用大众媒体的广泛传播作用,既避免过度恐慌,又提供必要的心理支持;与重点人群和出入境人员相比,普通人群的干预更侧重于广泛覆盖和日常行为指导,而重点人群和出入境人员则需要更精准的防护策略、严格的健康监测和隐私保护。

在针对普通人群的猴痘宣传教育及干预中,应特别注重对在校学生的宣传干预。有研究显示,在校学生的猴痘知识普遍匮乏,且学校环境是高密度人群聚集的场所,增加了传染风险。通过宣传教育,可以提升学生对猴痘的认知水平,并增强防护意识,培养健康行为,从而有效降低校园内的感染风险。同时,学生作为"健康传播者",可以将防护知识带回家庭和社区,进一步扩大公共卫生防控的效果。

对在校学生进行宣传干预时,需要更深入地强调学校环境中的具体防护细节。例如,如何在宿舍、教室等高密度场所防止感染,重点放在日常行为习惯的养成和集体活动中的防护策略上。此外,学生群体的干预还需要关注心理支持,帮助他们应对疫情带来的焦虑和压力。宣传干预的方法及途径也应有所不同,应采取更具互动性和参与性的方法。例如,通过校园讲座、班会、健康研讨会、在线课程以及社交媒体平台等定向传播。此外,学校环境允许更直接的干预,如健康检查、模拟演练和应急培训,让学生亲身参与和体验。这种直接、互动和持续的宣传途径,更能保证学生了解和实践防护措施时的效果。

三、MSM 人群的宣传干预

2022 年猴痘疫情暴发以来,全球非地方性流行区发生的猴痘疫情以 MSM 人群为主,近半数的猴痘病例合并 HIV 感染。WHO 流行病学数据显示,2022 年 1 月 1 日至 2023 年 7 月 25 日,113 个国家和地区累计报告 88 600 例经实验室确诊的猴痘病例,主要集中在年龄中位数为 34 岁的 MSM 人群;来自欧盟、英国和美国的监测汇总数据表明,在有 MSM 的猴痘病例中,28%~51% 有 HIV 感染;美国已报告的 30 225 例病例中,38%~50% 病例合并 HIV 感染,这可能是因为大多数病例为 MSM 人群且该人群的 HIV 感染率高。2023 年,我国多个省市相继出现猴痘确诊病例,主要集中在人类免疫缺陷病毒(HIV)感染者中,包括双性恋者和 MSM 人群。人类可通过直接接触(性接触或皮肤接触)、呼吸道飞沫和接触病毒污染物而感染猴痘病毒。尤其是在 2022 年的疫情中,猴痘病毒通过性接触在 MSM 人群中迅速传播,这与 HIV 的流行有相似之处。因此,在进行猴痘宣传教育与干预过程中,可充分借鉴和利用我国艾滋病防治综合干预经验和服务体系,来开展 MSM 群体等重点人群的宣传干预,防范猴痘疫情传播扩散,形成常态化艾滋病与猴痘综合防控一体化应对机制。

关于 MSM 人群的宣传干预指南,可参考《猴痘防控方案》中《重点人群宣传干预指南》部分。根据该指南,针对重点人群的宣传干预主要包括利用现有的艾滋病防治体系,通过多种方式,如宣传教育、促进安全性行为、检测动员、外展服务、同伴教育和互联网干预,为 MSM 群体等高危人群提供综合服务。各级医疗和疾控机构应加强相关人员的猴痘知识培训,并积极推动志愿者和社会组织参与干预工作,同时注重保护重点人群的个人隐私。通过大众媒体、社交平台及线下场所,广泛发布和更新猴痘防控知识(图 4-4-1),增强人群防范意

如何预防猴痘？

随着国际及国内越来越多猴痘病例出现，世界卫生组织于2024年8月14日，宣布猴痘疫情构成国际关注的突发公共卫生事件，这引起了国内外的重视。

猴痘是什么？

猴痘是一种由猴痘病毒引起的传染病，近期在多个国家出现传播案例。猴痘主要通过接触感染者的皮肤损伤、体液、受污染的物品以及呼吸道飞沫传播。了解猴痘的症状、传播方式和预防措施对于控制疫情扩散至关重要。

猴痘症状识别

请留意以下症状，如果出现类似情况，应及时就医：

➢ 发热：通常为症状的首发，伴随寒战和疲劳
➢ 皮疹：从面部开始，逐渐扩展到全身，皮疹会经历从斑疹、丘疹、水疱到脓疱的演变过程，最后结痂脱落
➢ 淋巴结肿大：与天花不同，猴痘常伴随明显的淋巴结肿大
➢ 头痛、肌肉酸痛和全身不适：这些症状通常伴随着发热一同出现

防范猴痘的措施

为了预防猴痘传播，请采取以下措施：

✓ 保持个人卫生：勤洗手，使用含酒精的消毒液，避免用手触摸脸部
✓ 避免接触：不与有猴痘症状的人共享毛巾、床上用品等个人物品；避免直接接触皮疹、体液或疑似感染的动物
✓ 佩戴防护：在密闭空间或与他人密切接触时，佩戴口罩，减少飞沫传播的风险
✓ 减少高风险行为：减少与陌生人或多性伴侣者密切接触，尤其是在猴痘流行地区
✓ 及时就医：出现疑似症状，立即就医并告知医生近期的接触史和旅行史

其他防护建议：

✓ 知情和警惕：了解最新的猴痘防控信息，遵循卫生部门的防控指引
✓ 心理支持：不必恐慌，保持冷静，积极应对，必要时寻求心理支持
✓ 社区参与：鼓励身边人也采取防护措施，共同防控疫情

图 4-4-1 猴痘防控知识宣传海报示例

识,提高人群主动检测意愿。在酒吧、会所等重点场所开展外展服务和检测咨询,同时利用互联网平台实现检测预约和结果查询,形成线上线下相结合的综合防控机制。干预措施强调科学性、参与性和持续性,旨在通过多层次、多渠道的综合干预,有效控制猴痘在重点人群中的传播。

四、不同重点人群的宣传干预要点及侧重点

在进行猴痘重点人群的宣传干预前,应对重点人群进行分类,宣传干预方法因人而异。面对不同的人群,宣传要点及侧重点也不同。

(一)高风险行为者(包括 MSM 人群、多性伴侣者、卖淫嫖娼者)

1. 宣传要点　强调使用安全套和其他预防措施,减少高风险性行为,定期进行性健康检查,及早识别猴痘症状并就医。

2. 侧重点　强调减少高风险性行为,强化个人防护,增加对猴痘的认知,并提供匿名和隐私保护的咨询服务。

(二)HIV 感染者及免疫力低下人群

1. 宣传要点　①加强猴痘症状识别并提高早期就医意识;②建议继续维持良好的 ART 方案,防止免疫系统进一步受损;③在 HIV 感染者的艾滋病治疗过程中,可以通过加强个人防护(如使用安全套、避免接触皮肤损伤位置)、定期监测猴痘症状、管理药物相互作用、提供健康教育和心理支持等措施,有效预防猴痘病毒感染。这些措施不仅能降低感染风险,还能确保在现有 ART 的基础上实现双重防护与健康管理的整合。

2. 侧重点　强调免疫功能较弱的人群尽快启动 ART,并确保健康监测和早期干预措施到位。

(三)参与高风险聚集活动的人群

1. 宣传要点　在参加聚集活动前后加强个人防护,避免直接接触皮肤损伤。保持个人卫生,减少不必要的聚集行为。建议有症状者立即隔离并就医。

2. 侧重点　在聚集活动中强调预防措施的重要性,如佩戴口罩、避免与有症状者接触。同时,鼓励在活动结束后进行自我健康监测。

(四)年轻人及性行为初体验者

1. 宣传要点　提供基础的性健康和猴痘预防知识,强调安全的性行为习惯的重要性,如使用保护措施和定期进行健康监测。

2. 侧重点　教育应简明易懂,使用互动性强和视觉化效果好的方式吸引年轻人关注,同时提供易于获取的预防资源。

对猴痘感的重点人群进行分类,有助于提高宣传的精准度和资源配置效率。通过针对性的信息传递和个性化干预,可以更有效地满足不同人群的健康需求,减少误解和污名化现象,同时增强信息的接受度和影响力,从而提升整体防控效果和公共健康监测的准确性。

在制定猴痘宣传干预活动计划时,宣传活动策划者须特别关注重点人群(如 MSM 群体、HIV 感染者等),并考虑以下关键因素,以确保宣传活动的有效性和可接受性。

1. 隐私保护　①MSM 人群和 HIV 感染者等重点人群高度重视个人隐私,担心个人信息泄露可能带来的歧视或负面影响;②宣传活动应注重隐私保护,如提供匿名咨询、线上互

动和安全的检测服务。

2. 污名化和歧视 ①社会对 HIV 和猴痘感染者的污名化,使得重点人群可能避免主动咨询或参与相关活动;②活动设计应尽量去标签化,使用包容性语言,减少刻板印象,营造友善和支持的氛围。

3. 文化和社会敏感性 ①考虑到不同群体的文化背景、社会观念和性行为习惯不同,制定宣传材料时须确保内容具有文化适应性和敏感性;②避免使用可能引发不适或反感的措辞和视觉元素。

4. 获取渠道的便利性 ①针对重点人群习惯使用的信息获取渠道(如社交媒体、在线论坛、专用 APP 等),设计宣传内容,以便他们方便快捷地获取信息;②提供线上和线下相结合的咨询和服务选择,满足不同人群的偏好和需求。

5. 健康知识和认知水平 ①鉴于重点人群的健康知识水平可能存在差异,活动内容应易于理解且信息准确,避免复杂的医学术语;②通过图片、视频、互动内容等多样化的形式,提高信息的可理解性和吸引力。

6. 参与的可及性和便利性 ①活动安排应考虑参与的便利性,包括时间、地点、成本等因素,避免设置过高的参与门槛;②通过提供免费检测、健康讲座、在线教育等方式,降低参与障碍,提高参与率。

7. 情感支持和心理辅导 ①关注重点人群的心理状态,提供情感支持和心理辅导资源,帮助他们应对感染和社会的双重压力;②结合心理健康服务,推广全方位的健康管理理念。

8. 信息准确性和可信度 ①确保传播的信息的科学性和权威性,避免误导或引起不必要的恐慌;②通过与公共卫生机构、医疗专家和社区组织合作,增强信息的可信度和权威性。

9. 社区和同伴支持 ①借助社区组织和同伴网络,增强宣传的渗透力和影响力;②鼓励同伴教育和支持,建立互助网络,提高重点人群对防护措施的接受度和依从性。

10. 反馈机制和持续改进 ①建立反馈渠道,收集参与者的意见和建议,及时调整和改进宣传策略;②通过问卷、在线互动等方式,了解活动效果和受众需求。

综合考虑这些因素,可以制定更加有效和符合重点人群需求的猴痘宣传干预活动,增强活动的影响力和参与度。

五、出入境人员的宣传干预

针对出入境人员的猴痘宣传干预,应重点强调以下几点:猴痘通过直接接触感染者的皮肤损伤部位、体液、污染物品或呼吸道飞沫传播。旅行期间应避免高风险行为,如接触病人或野生动物,保持个人卫生,勤洗手,使用消毒液。识别猴痘早期症状,如发热、皮疹等,一旦出现这些症状,要及时就医并自我隔离,以防传播。建议高风险人群进行自我健康监测。出入境的高风险人群主要包括前往或来自猴痘流行地区的旅客、与猴痘感染者有直接接触史的人员(如接触患者的皮肤损伤部位或体液)、从事高风险职业的人员(包括医护人员、实验室工作人员、动物护理和研究人员),以及有高风险行为的旅行者(如参与性聚会或有多个性伴侣的人群),特别是免疫力低下的个体(如 HIV 感染者或接受免疫抑制治疗者)。这些人群因感染风险较高或自身免疫力较弱,需要特别加强防护并进行自我健康监测。尤其是从猴痘流行地区出入境的人员,须进行 21 天(猴痘的潜伏期时长)的自我健康监测,并如实填写健康申报表,配合入境筛查,遵守当地的防控措施。为确保旅途安全,建议通过 WHO 和各国卫生部门的官方网站获取最新的疫情信息和医疗支持渠道。如有需要,可联系驻外大使馆等进行求助。

针对出入境人员进行猴痘相关知识的宣传干预手段或途径可以多样化,以确保信息有效传递给这一群体,以下是一些可供参考的宣传手段和途径:

1. 机场和边境口岸宣传　①电子屏幕和公告栏:利用机场、港口、车站等出入境口岸的电子屏幕和公告栏,滚动播放猴痘预防信息。②宣传单和小册子:在海关、入境处、登机口等地点分发猴痘防护宣传单和健康手册,包含猴痘的症状以及预防措施等。③广播通知:通过机场、车站的广播系统,播放关于猴痘的预防提示,特别是在国际航班的登机和落地期间。

2. 航空公司和旅行社合作　①飞机上播放视频、提供宣传册:在国际航班上播放猴痘预防的视频,并在座椅袋中提供相关的宣传册。②机票购买提醒:在出境航班机票预订确认邮件中增加猴痘防护提示,建议乘客提前了解相关信息。③旅行社咨询:旅行社在出境前为旅客提供猴痘相关健康咨询和预防建议。

3. 出入境健康申报和检测站点　①健康申报表中加入猴痘内容:在健康申报表中加入猴痘相关问题,提醒出入境人员注意相关症状和接触史。②检测站点宣传:在入境口岸的健康检测站点放置猴痘宣传材料,并为有症状的旅客提供进一步的健康指导。

4. 移动应用程序和在线平台　①出入境健康 APP:通过官方的出入境健康管理 APP 推送猴痘防护信息,并提供自我健康监测工具和健康指导。②电子签证和健康证明系统:在电子签证申请和健康证明系统中嵌入猴痘防控信息,确保出入境人员在办理手续时了解到最新的防控措施。

5. 驻外使领馆和国际组织合作　①驻外使领馆网站和社交媒体:通过驻外使领馆的网站、微信公众号等社交媒体发布猴痘预防信息,特别是针对疫情高发地区所在国的出入境人员。②国际组织合作:与 WHO、国际航空运输协会(International Air Transport Association, IATA)等国际组织合作,在全球范围内推广猴痘防控信息。

6. 旅客短信和电子邮件通知　①短信提醒:通过电信运营商,向出入境人员发送猴痘防护提醒短信,特别是来自或前往疫情高风险地区的人员。②电子邮件通知:在旅客购买国际机票或申请签证时,通过电子邮件推送猴痘防护指南和最新的疫情信息。

7. 驻外企业和机构合作　①驻外企业宣传:与跨国公司和驻外企业合作,在企业内部网络、员工培训和健康讲座中推广猴痘防护知识,特别是经常出差或工作在高风险地区的员工。②国际学校和社区活动:在国际学校和外籍人员聚集的社区组织健康讲座和活动,普及猴痘预防知识。

通过这些手段和途径,可以有效覆盖出入境人员,确保他们在旅行前、旅行中和抵达后都能获得及时、准确的猴痘预防信息,从而降低感染和传播的风险。

六、重点人群、出入境人群以及普通人群宣传干预要点对比

在传染病防控中,针对不同人群实施有针对性的宣传和干预措施至关重要。重点人群、出入境人群与普通人群,由于其暴露风险、社会角色和流动性等因素的差异,需要采取不同

的干预策略。通过实施差异化的宣传干预策略,可以有效提升各类人群的疾病防控能力,遏制传染病的传播与扩散(表 4-4-1)。

表 4-4-1　不同人群的猴痘宣传干预要点

主要不同点	重点人群	出入境人员	普通人群
人群传播风险	风险来自高风险行为和免疫力低下,易引发聚集性传播	跨国传播风险,风险主要基于旅行史、接触史和旅行目的地的疫情情况,源于与疾病流行地区的病毒源接触	日常生活接触风险低,但因群体庞大,有潜在传播风险
宣传干预的方法及途径	利用专门的社交网络、社区组织、定向教育和隐私保护的咨询服务,加强干预。通过支持小组和匿名的线上资源,确保信息私密性和精准性	通过机场、航空公司、入境口岸的宣传和健康申报系统进行信息传递,结合电子邮件提醒和旅行前健康咨询	采用大众媒体和社区活动,面向全社会广泛传播;对于在校学生,利用校园内的班会、讲座、健康检查、模拟演练和社交媒体平台进行互动性和参与性更强的宣传
宣传干预内容	内容精准且具有针对性,更多强调个体防护措施、定期检测、识别早期症状、减少高风险行为	内容快速且直接,聚焦于旅行安全,涵盖个人卫生、避免接触感染者和野生动物,遵守入境健康申报、旅行报告和检测要求	广泛且普及性强,普及猴痘的基本知识,强调日常防护和良好卫生习惯。对于在校学生,特别要突出校园环境的防护细节和心理支持
风险评估和干预强度	需要更高频次的风险评估和密集干预,如定期健康检查和个体化健康教育	评估侧重于跨境健康监测;干预力度适中,主要集中在旅行前后的关键节点,采取短期且高效的防护和监测措施	风险评估及干预力度较低,主要依靠自我监测和公共卫生指引
宣传干预侧重点	着重减少高风险行为,提供个性化防护建议和支持服务,强调保护隐私、减少污名化,并加强心理支持和持续的健康监测	重点在于短期的防护措施和健康申报的合规性,确保旅途和入境后的健康安全,快速识别和应对症状,防止跨境传播	注重广泛的知识普及,提升整体防护意识,培养良好的日常卫生习惯和进行早期症状识别,鼓励自我监测和积极参与公共卫生防护

七、宣传教育及干预活动的评价

可以采用多种方法来评估猴痘宣传干预后的效果。这些方法可以是定量的、定性的或两者结合,以全面了解宣传干预的影响。以下是几种常用的效果评价方法。

(一)问卷调查

1. 方法　设计前后对比的问卷,评估目标人群的知识水平、态度、行为改变和防护意识方面的变化。可以通过线上调查工具(如问卷星、金数据等)或线下纸质问卷进行。

2. 参考量表/工具　①知信行(knowledge, attitudes and practices,KAP)量表:用于评估知识、态度和行为的变化。问卷内容可包含猴痘相关基本知识、防护态度和实际行为的问题。②健康素养量表:评估个体获取、理解和应用健康信息的能力,常用于评价公共卫生干预的效果。

(二)行为观察

1. 方法　通过现场观察或视频监控的方式,记录和分析目标人群在公共场所或家庭中的防护行为,如佩戴口罩、洗手频率、保持社交距离等。

2. 参考量表/工具 ①行为观察评分表:可以根据具体干预措施制定行为评分标准(如0分为不符合,1分为部分符合,2分为完全符合),用于记录观察到的防护行为实施情况。②CDC行为干预监测工具:由美国疾病控制与预防中心开发,用于监测公共健康行为的落实情况。

(三)健康监测数据分析

1. 方法 分析干预前后目标人群的健康监测数据,如症状报告率、就医率、猴痘发病率等。数据可来源于医院记录、社区健康报告系统等。

2. 参考量表/工具 ①疾病报告表:根据国家疾病预防控制局的疾病报告规范,记录和分析目标人群的症状报告和就医数据。②WHO健康监测表:WHO制定的健康监测和数据报告标准,适用于传染病的流行和控制评估。

(四)焦点小组讨论和深度访谈

1. 方法 组织目标人群进行小组讨论或个别访谈,收集干预后的反馈、感受和建议。讨论通常由主持人引导,使用开放式问题进行探讨。

2. 参考量表/工具 ①焦点小组讨论指南:用于引导讨论的标准化指南,涵盖引导问题、讨论结构和评估标准。②访谈分析框架(如主题分析):用于整理和分析访谈数据,将回答分为多个主题或类别进行解读。

(五)实验设计(如对照实验)

1. 方法 采用随机对照试验(RCT)设计,将目标人群随机分为干预组和对照组,比较两组在干预前后的变化,以评估干预的因果效应。

2. 参考量表/工具 ①健康干预效果评价量表:用于评估健康干预项目的效果,包含标准化的效应评价指标,如风险比、发生率差异等。②Cochrane评估工具:系统评价中用于评估试验质量和偏倚风险的工具。

(六)大数据分析和数字追踪

1. 方法 利用大数据和数字追踪工具(如健康APP和社交媒体互动分析),监控目标人群的参与度、知识传播和行为改变情况。

2. 参考工具 ①数字健康评估工具:用于追踪APP使用、信息点击率、参与度等指标的评估量表。②社交媒体分析工具(如情感分析):用于评估公众对猴痘宣传干预措施的反馈和情绪变化情况。

第五节 疫苗研发、接种策略与展望

2022年全球范围内暴发的猴痘疫情,影响了110多个国家,迅速引起了公共卫生领域的广泛关注。猴痘最初被视为一种主要流行于非洲部分地区的罕见人兽共患病,但随着非流行地区病例数的激增,疫情的全球蔓延,凸显了开发和部署有效疫苗以防止大规模传播的迫切需求。

疫苗的研发和接种策略是应对传染病蔓延的关键工具。疫苗不仅能降低感染率,还能显著减轻疾病的严重程度,对于控制快速传播的疾病尤为重要。通过疫苗研发和部署,能够控制疫情,减少重症病例,保护高危人群。猴痘疫苗的研发过程,不仅是科学创新的体现,而且是全球合作应对新兴健康威胁的典范。

在猴痘疫情防控中,高危群体(如 MSM 人群、医护人员和免疫功能低下的个体)是疫苗接种的重点对象。确保这些人群能够及时获得疫苗,不仅是保护个体健康的关键,更是阻断病毒传播的核心策略。因此,疫苗的快速研发和广泛接种在防控疫情方面的重要性不言而喻。

一、猴痘疫苗的发展历史

(一)早期天花疫苗(1980 年前)

天花根除与疫苗停止接种:由于全球范围内疫苗接种活动的成功,天花于 1980 年被消灭。当时广泛使用的是复制型活疫苗(如 Dryvax),这种疫苗在预防天花方面非常有效。由于天花病毒和猴痘病毒的基因序列相似,这些疫苗对猴痘也有一定的交叉保护作用。

猴痘病毒与正痘病毒:猴痘首次在人类中发现是在 1970 年。研究表明,天花疫苗也能有效预防猴痘病毒感染。然而,天花疫苗接种计划在天花被根除后终止,导致新一代人群对猴痘病毒普遍缺乏免疫力,从而增加了猴痘疫情暴发的风险。

(二)第二代疫苗(ACAM2000)

继天花疫苗之后的第二代选择:随着天花病毒被消灭,疫苗开发的重点转向了应对其他潜在威胁,其中包括猴痘病毒。ACAM2000 是在天花被根除后开发的第二代复制型活疫苗,它基于痘苗病毒(vaccinia virus)制造而成。相较于第一代疫苗,第二代疫苗在安全性上有所改进,但仍存在较大的风险,特别是与心肌炎、心包炎及脑炎等严重副作用相关。这使得第二代疫苗并不适合在免疫功能低下人群、孕妇或儿童中广泛使用。

尽管第二代疫苗在猴痘防控方面具有一定的保护作用,但由于其副作用,它主要用于应对生物恐怖主义的威胁,或军事环境的紧急接种,而并未广泛用于公共健康领域,尤其对于高危群体并不是首选疫苗。

(三)第三代疫苗(2000 年后)

(1)JYNNEOS(MVA-BN):安全性与有效性的新里程碑。

为克服早期疫苗在安全性方面的局限性,JYNNEOS(亦称 MVA-BN)应运而生。作为一种第三代非复制型疫苗,JYNNEOS 是基于改良的痘苗病毒安卡拉株(modified vaccinia Ankara,MVA)开发的,能够提供更安全的猴痘与天花双重预防保护。2019 年,美国食品药品管理局(Food and Drug Administration,FDA)批准 JYNNEOS 用于预防天花和猴痘,标志着全球防控这两种正痘病毒感染的手段进一步成熟。

JYNNEOS 在猴痘防控中也有良好的表现,特别是在接种两剂(间隔 28 天)后,其保护率可达 85%。相比于前几代疫苗,JYNNEOS 对免疫功能低下者、孕妇和儿童更加安全,其非复制型的设计也意味着它不会像第二代疫苗那样引发与心肌炎或脑炎相关的严重副作用。常见的副作用通常为轻微的疲劳、头痛和注射部位反应。这些优势都使得这款疫苗成为目前最广泛使用的猴痘防控疫苗之一。

(2)LC16m8:第三代的另一选择。

与 JYNNEOS 相似,LC16m8 也是一种基于减毒活痘苗病毒株的第三代疫苗,主要用于日本。虽然其在全球的使用受限,但也有较好的安全性,成为 JYNNEOS 以外的另一种选择。

（3）新兴疫苗的研发：不断优化的未来。

除了现有的 JYNNEOS 和 LC16m8，研究人员仍在继续研发更具安全性和免疫原性的疫苗。例如，VACΔ6 等新型疫苗正在试验阶段，旨在为更广泛的人群，尤其是严重免疫功能低下的个体，提供更安全、有效的防护（图 4-5-1）。这些新型疫苗的研发不仅反映了现有疫苗的不断改进，也预示着未来防控新发传染病的更大潜力。

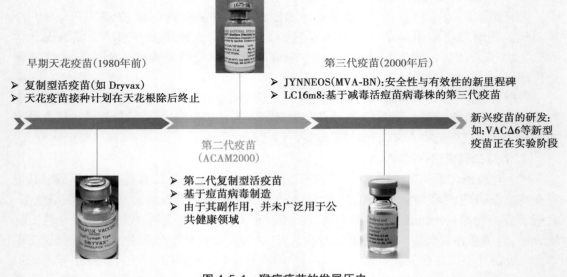

早期天花疫苗（1980年前）
➤ 复制型活疫苗（如 Dryvax）
➤ 天花疫苗接种计划在天花根除后终止

第三代疫苗（2000年后）
➤ JYNNEOS(MVA-BN)：安全性与有效性的新里程碑
➤ LC16m8：基于减毒活痘苗病毒株的第三代疫苗

新兴疫苗的研发：如：VACΔ6等新型疫苗正在实验阶段

第二代疫苗
（ACAM2000）
➤ 第二代复制型活疫苗
➤ 基于痘苗病毒制造
➤ 由于其副作用，并未广泛用于公共健康领域

图 4-5-1　猴痘疫苗的发展历史

（四）全球疫苗研发现状

随着猴痘疫情的蔓延，各国研究人员和公共卫生研究机构纷纷投入疫苗的研发工作中，以应对这一新兴病毒带来的威胁。全球范围内，针对猴痘病毒的疫苗研发进展迅速，不仅限于已批准的疫苗，而且许多新型疫苗正在进行临床试验和实验室研究。这些努力旨在提升疫苗的安全性、有效性和适用性，尤其是对于高风险人群和免疫功能低下的个体。

各地区的研究人员和研究机构在疫苗研发方面作出了十分重要的贡献。例如，欧洲、美国、中国和日本的研究团队正致力于开发基于不同技术路径的疫苗，这些多方位的努力不仅展现了科学界应对全球公共卫生危机的能力与决心，也为未来类似病毒的防控奠定了坚实的基础。通过国际合作与技术创新，疫苗研发的突破将为全球控制猴痘疫情提供强有力的支持，同时也推动着公共卫生体系向更加高效与公平的方向迈进。

二、猴痘疫苗接种策略

在猴痘疫情防控中，疫苗接种策略不仅是预防感染的关键手段，也是控制疫情蔓延的有效工具。针对不同人群的接种策略，应根据暴露风险、个体免疫状况和社会公共卫生需求来制定。猴痘疫苗的接种策略，主要可分为暴露前预防（pre-exposure prophylaxis，PrEP）和暴露后预防（post-exposure prophylaxis，PEP）两种。

（一）暴露前预防（PrEP）

暴露前预防的疫苗接种主要推荐给暴露风险较高的群体,如一线医护人员、MSM 人群、实验室人员以及与猴痘病毒密切接触的其他人群。PrEP 的目标是在潜在接触病毒之前,通过接种疫苗形成免疫屏障,从而预防感染。

环状疫苗接种是一种被广泛用于应对疫情暴发的战略。在这一策略中,公共卫生部门通过追踪确诊病例的密切接触者,优先为其接种疫苗,从而在病例周围形成"免疫环",阻止病毒的进一步传播。这种策略在根除天花时曾取得显著成效,也曾作为埃博拉出血热控制策略取得良好效果,如今在猴痘疫情中同样被采用。

在 2022 年猴痘疫情期间,MSM 群体被证实感染风险显著增加,尤其是在高密度社区和社交网络中。因此,有部分国家,如美国和新加坡,将猴痘疫苗 PrEP 策略应用于 MSM 群体中,旨在通过疫苗接种阻断病毒的进一步传播。医护人员和实验室工作人员因职业性质,暴露于病毒的风险也显著高于普通人群,因此也被纳入优先接种的范围。

尽管 PrEP 策略理论上非常有效,但在全球范围内,特别是疫情初期,疫苗供应面临严峻挑战。第三代疫苗需求的激增远超全球生产力,尤其是在资源有限的非洲地区,疫苗供应严重不足。这些地区长期受到猴痘病毒的威胁,但由于经济和基础设施限制,难以获得充足的疫苗。这一现状进一步凸显了疫苗供应分配的全球不平等问题。除此之外,接种对象对疫苗的认知和接受度也是影响 PrEP 策略实施的重要因素。一项荟萃分析显示,在 43 226 名医护人员中,只有约 54% 愿意接种猴痘疫苗。尽管天花疫苗的有效性已经被历史经验验证,但接种过天花疫苗的医护人员对猴痘疫苗的接种意愿并没有显著提升。同时,仅有 40% 的医护人员对猴痘病毒有较多的了解,这可能也是他们接种意愿不高的原因之一。

相较于医护工作者,MSM 群体的疫苗接种意愿总体较高,为 77%（图 4-5-2）,但不同国家和地区之间的接种意愿存在差异。在 MSM 人群中,中国的疫苗接种意愿为 56.85%~95.5%;秘鲁、荷兰、澳大利亚的接种意愿均超过 80%;英国的数据相对有限,其中一项研究显示该群体的接种意愿为 75%;土耳其为 70.31%;日本的接种意愿最低,仅为 29.2%。研究国家、样本规模以及参与者是否感染 HIV 是影响意愿率的主要因素。

总体来说,存在高风险性行为（如性伴侣数量多）、使用过 HIV PrEP 药物、有性病史、对疫苗安全性和有效性的信心,以及对猴痘的担忧等因素,显著提高了接种意愿。

对于全人群来说,全球范围内猴痘疫苗接种意愿为 61%,但各个地区和人群之间存在显著差异（图 4-5-3）。

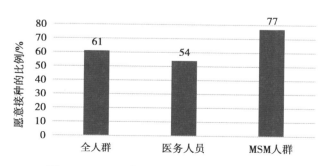

图 4-5-2 不同人群猴痘疫苗 PrEP 接种意愿

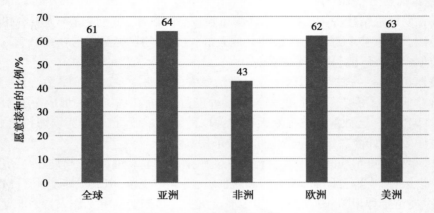

图 4-5-3　全球范围内全人群猴痘疫苗 PrEP 接种意愿

（二）暴露后预防（PEP）

PEP 疫苗接种是另一项关键的防控策略，主要针对那些已经确诊或可能暴露于猴痘病毒的个体。PEP 的目标是在接触病毒后通过快速接种疫苗，阻止症状的出现或减轻疾病的严重程度。研究表明，在暴露后 4 天内接种疫苗可以有效预防猴痘症状的出现；在暴露后 14 天内接种，虽然不能预防疾病发生，但可以显著减轻疾病的严重程度。

在应对猴痘疫情时，PEP 被广泛用于控制学校、工作场所和庇护所等高密度人员聚集区域的疫情。因为这些场所人员接触频繁、密集度高，一旦出现确诊病例，病毒可能快速扩散。

对于免疫功能低下个体、儿童与孕妇等特殊群体，疫苗的安全性尤其重要，在制定猴痘疫苗的接种策略时需要特别关注。

1. 免疫功能低下的个体　在猴痘疫苗接种策略中，免疫功能低下的个体是需要特别关注的群体，尤其是 HIV 感染者。对于该人群来说，使用传统的复制型活疫苗（如 ACAM2000）可能引发严重并发症，风险较大。相比之下，第三代疫苗作为非复制型疫苗，安全性更高，应成为免疫功能低下人群的首选疫苗。这使得第三代疫苗不仅能够为 HIV 感染者提供有效保护，而且还能为那些接受免疫抑制治疗的患者提供更安全的选择。

2. 儿童与孕妇的疫苗接种　对于这些特殊人群，疫苗的安全性尤其重要，而第三代疫苗也在多项研究中被证明对孕妇和儿童较为安全。因此，第三代疫苗已逐渐成为适用于广泛人群的猴痘防控工具之一。

三、2022 年疫情以来的挑战与思考

自 2022 年全球猴痘疫情暴发以来，尽管疫苗的研发和部署为遏制疫情蔓延提供了重要支持，但仍面临着多重挑战。这些挑战不仅涉及疫苗供应和分配的全球不平等，也涉及公众对疫苗的接受度以及疫情疲劳对公共卫生应对的影响。

（一）全球疫苗分配不平等

2022 年猴痘疫情暴发后，全球对第三代疫苗的需求量急剧增加。然而，疫苗的供应能力与全球需求之间的巨大差距，暴露了疫苗分配的严重不平等问题。部分发达国家，因拥有

较为充足的资金和储备,能够迅速获取并储存大量疫苗。而与此同时,猴痘病毒的历史性流行区域——部分非洲国家,却因为资金、基础设施及国际供应链问题,面临着严重的疫苗短缺问题。这种不平衡的现象不仅加剧了疫情在非洲地区的传播风险,还让全球公共卫生领域深刻认识到疫苗分配和获取问题的不平等性。

疫苗分配不平等的问题提醒我们,在应对全球公共卫生危机时,公平性应成为重要考虑原则。特别是那些长期受病毒影响的资源匮乏地区,应获得优先支持。全球卫生组织和各国政府需要多方努力,加强协调,建立更加公平的疫苗分配机制,确保疫苗能够及时到达疫情最严重和最需要帮助的地区。这不仅是道义上的责任,也是确保全球公共健康安全的必然选择。

除了资金和资源分配的不平衡,疫苗供应链本身的脆弱性也是导致疫苗分配不平衡的一个关键因素。全球疫苗生产能力有限,加上运输和储存问题,使得许多国家无法及时获得疫苗。因此,未来的公共卫生应对策略中,需要建立更强大的全球疫苗生产和分配体系,以应对突发的传染病威胁。

(二)疫苗犹豫

在 2022 年疫情期间,尽管第三代疫苗被证明在预防猴痘方面高度有效,但疫苗犹豫仍然是人群接种的显著障碍。疫苗犹豫的产生往往与公众对新型疫苗的安全性和有效性缺乏信心有关。对于第三代疫苗,许多人特别担心其长期副作用,将其视为一种未知的风险。虽然猴痘疫情本身的威胁已被大多数人认知,但公众对疫苗的风险感知仍然成为疫苗接种的一个重要阻碍因素。

要解决疫苗犹豫问题,公共教育和信息透明至关重要。卫生机构需要提高对疫苗研发过程、临床试验结果,以及接种后副作用监测的透明度,向公众传递科学可靠的信息。此外,公众信任的建立依赖卫生机构与社区的密切合作,通过多样化的宣传手段,包括社交媒体、社区活动和医疗专业人员的倡导,让更多人了解疫苗的益处与安全性,从而增加疫苗接种的接受度。

天花疫苗接种计划的成功经验表明,向公众传达疫苗的广泛有效性以及与疾病相比风险较低的信息,能够显著提高疫苗接种率。通过提供科学依据、减轻公众顾虑、加强宣传个人健康与群体健康的关联性,可以有效缓解疫苗犹豫问题。

(三)疫情疲劳

由于长时间面对疫情防控、隔离、疫苗接种等一系列干预措施,许多人在面对新的公共卫生挑战时(如猴痘疫情)表现出明显的冷漠和抵触情绪。

在美国等国家,这种疫情疲劳明显影响了猴痘疫苗接种计划的参与度。疫情疲劳不仅体现在个人健康管理的松懈上,也在一定程度上导致了公共舆论对疫情严重性的低估。猴痘在公众心目中的紧迫性相对较低,许多人对猴痘疫苗的接种并不积极。

为了应对疫情疲劳对猴痘疫苗接种带来的负面影响,公共卫生机构需要采用更具灵活性和创新性的策略。例如,降低疫苗接种流程的复杂性,提高疫苗接种的便利性,如增加移动接种点、延长接种时间等。同时,还需要通过个性化和针对性的宣传,强调猴痘疫苗的重要性,并将其与社区健康、安全和个人责任感挂钩,激发公众的参与感。

四、展望与未来方向

随着2022年猴痘疫情逐步得到控制和全球疫苗接种不断推进,未来的疫苗接种策略与研究方向,将为更有效地应对类似的公共卫生威胁提供新思路。

(一)分剂量接种策略

在资源有限的情况下,最大化分剂量接种策略的应用尤为重要。在2022年疫情高峰期,全球范围内疫苗供应紧张,美国FDA授权了一种创新的分剂量接种策略。该策略允许使用第三代疫苗进行皮内注射,注射剂量为标准剂量的五分之一。这一方法不仅增加了疫苗的可用剂量,使更多人能够在短时间内接种疫苗,还为应对疫苗短缺提供了有效的解决方案。

针对分剂量接种有效性的研究表明,分剂量皮内注射能够提供与全剂量皮下注射相似的免疫保护。因此,分剂量接种策略成为紧急情况下应对疫苗供应不足的宝贵策略。通过这一方法,全球范围内疫苗接种覆盖率得以提高,从而在关键时刻控制了疫情的进一步扩散。

分剂量接种策略在未来有一定的应用潜力。该策略不仅适用于猴痘疫苗,也为其他传染病疫苗在紧急条件下的应对提供了启示。在未来可能发生的疫情中,特别是在疫苗供应不足的情况下,分剂量接种有可能成为公共卫生部门快速应对疫苗短缺危机的常规手段。此外,进一步的研究和监测将有助于确定分剂量接种在不同人群中的免疫持久性,确保其在更大范围内的可行性。

(二)长期免疫与加强免疫

尽管第三代疫苗在2022年疫情期间表现出良好的保护效果,但其产生的免疫保护持续时间仍在进一步研究中。现有数据表明,其至少在接种后的一年内能够提供较强的免疫保护。然而,疫苗的长期效果仍不明确。特别是在高风险人群(如医护人员和免疫功能低下者)中,疫苗的免疫持久性是否足以应对未来的病毒暴露风险,是亟待回答的问题。

高风险人群是否需要进行加强免疫以维持足够的免疫保护水平,已经成为公共卫生专家讨论的焦点。现阶段的研究正在探索加强免疫的必要性和最佳时机,特别是对于长期处于病毒暴露风险较高环境中的医护人员、实验室工作人员和免疫功能低下者。如果未来的研究结果支持加强免疫的必要性,加强免疫将成为猴痘疫苗长期管理战略的一部分。

随着疫苗接种的普及,定期监测疫苗接种人群的抗体水平和免疫持久性,对于评估加强免疫需求至关重要。此外,这些数据也为未来新型疫苗的研发提供了有力支持,帮助研究人员优化疫苗设计,以实现更长久、更稳定的免疫保护。

(三)风险认知差异

2022年的猴痘疫情揭示了一个有趣的现象:公众对猴痘疫情的感知与对疫苗风险的认知之间存在显著差异。尽管猴痘病毒的传播和潜在影响在全球范围内引发了担忧,但许多人却将疫苗视为一种"未知"的风险,表现出对疫苗接种的犹豫。公众的这种风险认知差异为公共卫生领域带来了挑战,也为未来的疫苗接种策略提供了重要的参考依据。

为了提高疫苗接种率,消除公众对疫苗的疑虑,公共卫生机构需要实施有针对性的风险沟通策略。此外,应采取多渠道、多形式的宣传手段,尤其是利用社交媒体和社区组织,直接与高风险人群进行沟通。这种个性化、精准的沟通,能够帮助公众理解疫苗的益处,减少对

"未知"风险的恐惧。

公众对疫苗的风险感知不仅影响了猴痘疫苗的接种,还对其他传染病的防控产生了深远影响。在未来,公共卫生机构应优化沟通策略,结合心理学、行为学等领域的研究,制定更有效的宣传和教育计划,以应对不同群体对疫苗的接受度问题。这将有助于在下一次全球卫生危机中提高疫苗接种率,减缓疫情的蔓延。

第五章　医疗机构院感防控

第一节　总则

猴痘是一种由猴痘病毒引起的人兽共患传染病,近年来随着全球人员流动的增加,其传播风险显著上升。自 2023 年 9 月 20 日起,我国将猴痘列为乙类传染病进行管理,这意味着需要采取乙类传染病的预防、控制措施,以有效遏制猴痘病毒的传播。医疗机构作为应对传染病的第一线,必须严格执行相关法规,确保对患者、医护人员及公众的健康安全负责。

一、管理目标

猴痘作为乙类传染病,其管理目标主要包括以下三点。

1. 控制院内传播　猴痘病毒在医院等医疗机构环境中的传播风险较大,特别是在接触患者损伤的皮肤、体液、呼吸道分泌物,以及被污染的物品(如床单、衣物、医疗器械等)时。通过严格落实院感防控措施,可以有效阻止病毒在医疗机构内的传播。

2. 保障患者和医护人员的安全　医疗机构中的医护人员是感染猴痘病毒的高风险群体,因为他们频繁地与患者进行直接接触。通过有效的防护措施,如手卫生、正确使用 PPE,可以降低医护人员的感染风险。同时,对于住院患者的管理需要更加严格,以降低院内交叉感染的风险。

3. 减少交叉感染　医院内的交叉感染是院感防控的重要挑战,特别是在共享医疗器械和设施的使用方面。通过建立严格的消毒制度,确保每一件医疗器械在使用后都得到充分清洁和消毒,再加上采取科学的环境消毒管理办法,可以有效减少病毒的接触传播。

二、法律依据与防控措施

根据《中华人民共和国传染病防治法》,医疗机构在发现乙类传染病患者或疑似患者时,应及时采取必要的治疗和控制传播措施。针对猴痘的具体防控措施包括:

1. 病例发现与报告　医疗机构应建立快速的病例识别和报告机制,确保在最短的时间(24 小时)内将疑似或确诊的猴痘病例报告至公共卫生相关部门。

2. 风险评估　医疗机构需要根据不同的风险水平实施分级防控策略。落实病例筛查,加强对病例的识别,对皮肤性病科、肛肠外科、艾滋病科等可能存在猴痘职业暴露的高风险科室和病区,对 MSM 人群、来自猴痘高发地区的患者等高风险人群,在实施吸痰、气管插管、心肺复苏等可能产生气溶胶的高风险操作时,医务人员应提高预防措施的级别,包括使用更高级别的 PPE 和强化隔离。

3. 制定院感防控计划　每个医疗机构须根据自身条件和患者情况,制定详细的院感防控计划,确保计划涵盖患者从入院到出院的整个过程中可能发生的传染风险,并明确相关的防护措施、患者管理制度和医疗废物处理流程。

三、院内传播风险的主要来源

(一)直接接触传播

猴痘病毒主要通过直接接触患者病变皮肤、黏膜或体液进行传播。在医院环境中,医护人员在进行诊疗操作时,如查体、采血、输液等,极易与患者的皮肤病变部位接触,因此需要落实个人防护措施。

(二)共用医疗器械传播

医院中常见的医疗器械,如体温计、血压计等,如果未经严格消毒处理就多次用于不同的患者,可能导致病毒传播。因此,诊疗器械尽量选择一次性用品,同时确保重复使用的医疗器械在每次使用后都经过彻底消毒。

(三)环境传播

在患者活动的病房区域,皮肤鳞屑、疱疹液等携带病毒的物质可能会污染环境表面(如床单、地面、家具、开关、门把手等)。如果不及时清理和消毒,其他人员接触这些污染物后再触碰自己的皮肤或黏膜,可能会感染病毒。

(四)空气传播

虽然猴痘主要通过接触传播,但也有通过飞沫传播的病例报道。尤其长时间在密闭空间中接触以及进行一些特殊操作时(如吸痰、气管插管等),可能会产生气溶胶,导致病毒通过空气传播。因此,医院应加强通风,特别是在感染病房,确保空气流通以降低空气中的病毒浓度。

四、强化院感防控的必要性

院感防控措施不仅能有效预防各种院内感染,还有助于保护医护人员和患者的安全。猴痘具有较长的潜伏期,感染者在早期可能没有明显症状,这增加了潜在的传播风险。通过严格执行院感防控措施,可以在病毒传播链未完全形成前隔离感染源,控制疫情的蔓延。

此外,院感防控措施还有助于维持医疗服务的连续性。一旦医院内发生感染暴发,可能导致医护人员短缺、医院资源不足等严重后果。通过预防措施,可以避免这种情况,确保医疗机构在疫情期间依然能够正常运转,为患者提供连续的医疗服务。

综上所述,猴痘疫情期间,医疗机构采取的院感防控措施至关重要。医疗机构应根据相关法律法规,结合自身实际情况,制定并严格执行一系列有效的防控措施。这些措施不仅能够保护患者和医护人员的健康,还能降低交叉感染的风险,控制疫情传播,为社会的公共卫生安全作出贡献。

第二节　标准预防

标准预防是医院感染防控的基石,适用于所有患者,无论其感染状态是否明确。针对猴痘病毒,医疗机构在进行各类操作时需要严格执行标准预防措施,以降低传播风险,保障医护人员和患者的安全。标准预防主要包括手卫生、正确使用个人防护装备、环境清洁和消毒、无菌技术等。

一、手卫生

手卫生是预防病毒传播最基本且最有效的措施之一。根据 WHO 发布的"手卫生 5 个重要时刻"指南,医疗卫生工作者应在以下时刻进行手部清洁:接触患者前、进行无菌操作前、接触患者体液后、接触患者后、接触患者周围环境后。医护人员应严格遵循"七步洗手法"进行手部清洁,尤其是手部有可见污染物时。

对于消毒液的选择,应根据手部的污染程度采取不同的处理措施。常用的手消毒剂包括:75% 乙醇、过氧化氢,醇类过敏者可选择季铵盐类消毒剂。当手部有可见污染时,建议使用洗手液或肥皂配合流动水清洗,然后用速干手消毒剂进一步消毒。

二、个人防护装备(PPE)的使用

正确使用PPE能够显著降低医护人员在诊疗操作中的感染风险。根据具体的操作需求,医护人员应佩戴适当的 PPE,包括手套、口罩、护目镜或面屏、一次性隔离衣等。具体防护要求见《猴痘防控方案》。在穿脱 PPE 过程中,医护人员应严格按照操作规程执行,避免交叉污染。医院可在防护设备穿脱区域张贴醒目的操作流程图,并设置全身镜,以便医护人员随时查看并严格遵守操作规范。

三、环境、物品清洁与消毒

环境消毒的原则和相关措施,详见《猴痘防控方案》。同时,在临床实践中,还可参考以下措施进行环境和物品管理。猴痘患者的病房应保持良好的通风,可采用自然通风或机械通风,每次通风时间一般不少于 30 分钟,以确保空气流通,降低病毒在空气中的浓度。如果室内安装有通风系统,可以加强其运行,增加新风量输入。此外,须定期对通风系统进行清洁和维护,确保其正常运行和良好的通风效果。

在无人的房间内,可以使用紫外线灯进行空气消毒,消毒时间一般为 30~60 分钟,消毒后应充分通风换气。如果需要进行空气消毒,可选择过氧乙酸、过氧化氢等消毒剂进行气溶胶喷雾。消毒后,房间应保持通风至少 30 分钟,确保空气流通。在进行室内空气消毒时,应根据实际情况选择合适的方法,并注意安全和防护。同时,要定期对室内空气进行监测,确保空气质量符合相关卫生标准。

猴痘病毒可以通过接触被污染的物品(如床单、家具、医疗设备)进行传播。因此,环境清洁和消毒是预防病毒传播的重要环节。建议使用 500mg/L 的含氯消毒剂对病房、门把手、病床等物体表面进行擦拭或喷洒消毒。对于不耐腐蚀的物体表面,可以使用 2 000mg/L 的季铵盐类消毒剂。清洁过程中,应始终遵循从清洁区域到污染区域的顺序,确保全面消毒。消毒剂的选择和使用方法,须根据被污染的物体和环境的特点来确定。

几种常见消毒剂的使用范围 含氯消毒剂适用于物体表面和地面消毒,推荐浓度为500~1 000mg/L。过氧化氢适用于空气消毒和表面消毒,推荐浓度为 3%。值得注意的是,7.5%~14.4% 的高浓度过氧化氢溶液能在短时间内(30 秒~10 分钟)对猴痘病毒产生显著的灭活效果,这类高浓度过氧化氢通常用于高风险区域的快速深度消毒。而 3% 的过氧化氢溶液更常用于常规的空气和环境消毒。季铵盐类消毒剂适用于不耐腐蚀的设备表面,推荐浓度为 2 000mg/L。通过合理选择并正确使用这些消毒剂,可以确保医疗环境的安全,并有效防止病毒的传播。

对于专门用于猴痘患者的医疗设备,如监护仪、呼吸机等,应在每次使用前后均进行严格的消毒处理。可使用含酒精或者含氯的消毒剂对设备表面进行擦拭消毒;对于部分不能直接擦拭的部位,可以使用紫外线照射消毒,照射时间通常不少于30分钟。同时,设备的管路和附件也需要进行消毒处理,如呼吸机的管路可以使用环氧乙烷进行熏蒸消毒,或者使用专门的消毒溶液进行浸泡消毒。

对于一些可能被多个患者共用的医疗设备,如听诊器、血压计等,应在每次使用后立即进行消毒。可以使用含酒精或者含氯的消毒湿巾擦拭消毒,或者使用紫外线照射消毒。存放这些设备时应保持清洁干燥,避免受到污染。同时,应定期对设备进行维护和保养,确保其性能良好。

在对多次使用的设备进行消毒前,应先进行预处理。去除设备表面的血迹、体液等污染物,这可通过清水冲洗或含酒精或含氯湿巾擦拭来实现。

选择合适的消毒方法,对于保证消毒效果和设备保养都很关键。对于耐高温的设备,可采用高温蒸汽灭菌或干热灭菌的方法。对于不耐高温的设备,可以选择合适的化学消毒剂进行消毒。例如,使用含氯消毒剂、过氧乙酸、环氧乙烷等进行擦拭。使用化学消毒剂时,应严格按照消毒剂的使用说明进行配制和使用,确保消毒效果和安全性。临床常用的含氯消毒液,有相应的指示色卡保障浓度配制准确(图5-2-1)。

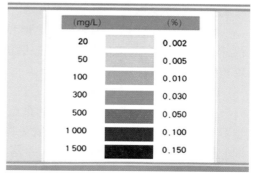

图 5-2-1　含氯消毒剂浓度配制指示色卡

对于一些小型设备(体温计、听诊器)或不能采用高温和化学消毒的设备(血氧饱和度探头等),可以使用紫外线照射消毒。将设备放置在紫外线灯下照射,照射时间一般不少于30分钟。

对消毒后的设备进行检查和维护,确保设备性能良好,无损坏或故障。如有问题,应及时进行维修或更换。将消毒后的设备妥善存放,避免再次受到污染。可以使用专用的设备存放柜或包装袋,并标识清楚消毒日期和有效期。

标准预防措施是猴痘疫情期间控制院内感染的关键。在实施这些措施的过程中,医护人员应严格遵循手卫生和PPE的使用规范,同时确保医疗环境清洁和消毒工作做到位。通过采取科学的预防措施,医疗机构能够有效降低病毒的传播风险,保障医护人员和患者的安全。

第三节　医护人员培训

医护人员的培训是保障院内感染控制措施有效实施的重要环节,特别是在应对传染性强的疾病如猴痘时。通过系统且定期的培训,可以显著降低医护人员的感染风险,同时确保患者的安全,维护医疗质量的稳定。

一、防护培训计划

鉴于猴痘病毒的传染性和传播途径复杂多样,医护人员的防护培训计划应全面且深入。每一个培训计划应涵盖理论学习、实操演示以及模拟演练,以确保医护人员能够在实际工作中正确应对各种情况。培训对象应涵盖医疗机构内的各类工作人员,如医生、护士、技师、实习生、工勤人员等,做到人员全覆盖、培训无遗漏。此外,应对不同类别的人员进行针对性的培训及考核。培训内容应包括以下几个方面。

(一)传播途径

医护人员应熟知猴痘病毒的传播途径,主要包括直接接触患者的皮肤病变、血液、体液、分泌物以及呼吸道飞沫等。进行某些特殊的医疗操作,如气管插管、吸痰、心肺复苏等,可能会产生气溶胶,可能成为病毒传播的另一途径。因此,医护人员需特别注意这些高危操作。

(二)临床表现

培训内容应详细讲解猴痘的典型和非典型临床表现,包括发热、皮疹、淋巴结肿大等症状,同时介绍猴痘的潜伏期和病程。医护人员还须掌握如何识别猴痘的重症患者,特别是免疫功能低下或慢性病患者。

(三)个人防护技能操作

防护技能操作演示是培训中的重点环节。医院内所有的工作人员,包括工勤人员,均须学习并掌握正确的 PPE 选择和穿脱流程,以确保在高风险操作中能规范使用防护装备。培训应通过实操和展示流程图进行,并落实考核,以确保医院工作人员熟练掌握 PPE 的使用方法。

(四)无菌操作与感染防控技能

医护人员须熟练掌握无菌操作技术,尤其是在处理猴痘患者时,要确保操作过程中不会因为疏忽导致感染风险增加。例如,在进行插管或吸痰操作时,必须严格遵循无菌操作规程,并佩戴防护口罩、面屏或护目镜。

(五)环境消毒和医疗废物处理

所有工作人员,包括工勤人员,均须学习如何对工作环境进行有效消毒,包括环境、物体表面、地面等。掌握不同消毒方法、不同消毒剂的适用范围和操作要点,确保消毒效果。了解医疗废物的分类、收集、包装和处置要求,并严格按照规定处理医疗废物,防止二次污染。

(六)应急处理能力

1. 疑似病例的识别和处置　掌握猴痘疑似病例的诊断标准和识别方法,能够快速且准确地判断患者是否为疑似病例。了解疑似病例的处置流程,包括隔离、报告、采样送检等。学会在应急情况下如何对疑似病例进行紧急救治和安全转运,确保患者生命安全的同时避免医务人员的职业暴露。

2. 病例报告和处置流程　熟悉猴痘病例的报告程序和要求,及时准确地向上级部门报告疫情。

3. 职业暴露应急处理　培训内容应包括职业暴露后的应急处理措施,如发生锐器伤、皮肤接触患者分泌物等情况时,医护人员应如何进行现场处理以及上报医院感染管理部门。

（七）心理健康管理

面对高传染性疾病带来的工作压力，医护人员的心理健康管理也是培训的重要内容之一。机构应为医护人员提供心理健康支持和减压措施。培训内容可涉及应对焦虑和压力的技巧，确保医护人员能够保持良好的精神状态来应对工作挑战。

医护人员培训结束后，可进行定期考核，以确保培训内容的实际效果。考核可以通过理论考试和实际操作评估相结合的方式进行。通过考核，医疗机构可以发现医护人员在防控技能上的短板，进而制定后续的改进措施。此外，培训反馈机制也应纳入考核结果，通过定期收集医护人员的反馈，完善培训内容、改进培训方式。

二、专项培训与持续改进

由于猴痘疫情持续演变，医护人员的培训也应保持动态更新，特别是当新的防控指南或先进的医疗设备出现时，培训内容应及时调整。医疗机构应定期组织专项培训，重点关注猴痘相关的防控技术和患者管理方法，例如新型防护设备的正确使用或消毒剂的最新研究成果的应用。

此外，培训效果应根据医院内的感染控制实际情况进行评估。每当出现新发感染病例或感染暴发时，应立即对防控措施是否得当进行复盘，并深入分析医护人员在执行过程中是否有疏漏之处，进而调整培训方案。

三、实施持续教育与演练

医疗机构应鼓励医护人员参加定期的持续教育。通过模拟演练，医护人员能够在模拟的真实的压力环境下操作，从而提高应急处理能力。例如，可以模拟猴痘患者的转运、隔离或应急处置等情景，检验医护人员的反应速度和防护措施掌握得是否到位。同时，持续的学习和培训可以帮助医护人员保持高度的警惕性和专业素养，提高应对突发情况的能力。

总之，医护人员培训是猴痘疫情期间院感防控的核心环节。通过制定全面的培训计划、建立有效的考核与反馈机制，并结合专项培训的持续改进，医疗机构能够显著提高医护人员的防控能力，保障院内感染控制的效果。在疫情防控形势不断变化的背景下，医护人员的培训也须灵活调整，确保其技能始终与最新的防控要求同步，从而最大限度地保障医院内的安全和高效运作。

第四节　患者院感管理

在当今全球化的时代，全球公共卫生领域犹如一个巨大的舞台，各种新的挑战如浪潮般不断涌现。曾经，猴痘只是一个相对陌生的名词，隐匿于医学文献的角落。然而，随着一个个猴痘病例在全球各地陆续被报道，我们清晰地意识到，如何科学、有效地管理猴痘患者，已不再是一个遥远的学术问题，而是一项必须重视的紧迫任务。患者管理是医疗机构院感防控中的核心内容之一。它不仅包括患者的隔离、转运、治疗等物理层面的措施，还包括心理上的支持，以帮助患者顺利度过治疗期，同时避免院内感染的进一步传播。为了有效管理疑似和确诊的猴痘病例，医疗机构需要采取严格的隔离措施，并确保每个患者得到充分的医疗照护和情感支持。

一、住院期间患者隔离和转运

（一）隔离病房的设置

对于疑似和确诊的猴痘患者,必须设立专门的隔离病房,以避免交叉感染的发生。根据标准感染控制措施,隔离病房应满足以下要求。

1. 独立环境 每个患者应被安置在单独的隔离病房内,以确保其不与其他人共用医疗设备或病房设施,从而降低接触传播的风险。如果无法提供单人病房,可以根据病例的传染方式和临床情况进行同类病种分区管理。一般来说,疑似猴痘患者应单人单间隔离,确诊的猴痘患者则可视情况考虑同室安置。

2. 负压系统 隔离病房最好配备负压系统,确保空气从低风险区域流向高风险区域,从而防止病毒通过空气传播到其他病房或公共区域。如果无法提供负压隔离病房,则应至少确保病房通风良好,或采用机械通风来降低传播风险。

3. 床间距 两床间的距离应至少保持 1.2 米,确保患者有足够的空间,降低飞沫和接触传播的可能性。

4. 警示标牌 在隔离病房入口处,应张贴醒目的标牌,标明病房处于隔离状态。这样的标牌可以提醒医护人员和探视者严格遵循感染控制措施,包括正确穿戴个人防护装备。

5. 区域划分 医疗场所分区鲜明,将病房划分为污染区、半污染区和清洁区,并明确不同区域的功能和人员活动范围。

（二）护理操作与无菌流程

对隔离患者的护理操作必须严格遵循无菌操作流程。医护人员在接触患者之前和之后都应进行手卫生,使用经过彻底消毒的医疗设备。对患者进行伤口护理、插管、采样等操作时,应在隔离条件下完成,避免交叉感染的发生。

此外,所有用于疑似或确诊猴痘患者的设备应尽可能专用或一次性使用。对于需重复使用的设备,应在使用前后严格消毒。

（三）患者转运

若患者的病情需要转运或者外出到公共区域进行相关检查等,医疗机构应采取一系列防护措施,确保在转运过程中病毒不会进一步传播。

首先,确定转运的必要性和紧急程度,并对患者的病情稳定性进行评估。对于住院患者的检查项目,应优先考虑使用床旁检查方式完成;确实需要外出的,则应制定详细的转运计划,包括选择合适的转运工具、规划最佳路线以缩短转运时间,减少接触人群。须备齐必要的医疗设备和药品,确保在转运过程中能够应对可能出现的任何突发情况。同时,医疗机构还应对转运人员进行专门的培训,内容包括猴痘的传播途径、防护措施以及应急处理方法等。

医院应提前规划患者的转运路线,避免患者途经人员密集区域或与其他患者发生接触。在转运过程中,患者应佩戴医用外科口罩,并尽量遮盖病变部位,以防止病毒通过空气或接触传播。如果患者的病情允许,可以使用负压救护车进行转运,进一步降低空气传播的风险。转运前,接收患者的病房或医疗设施应提前准备好隔离区域,确保患者抵达后能够迅速且妥善地得到安置,从而避免在公共区域长时间滞留。以医疗机构中猴痘患者离开病区外出检查为例,具体的患者转运流程如图 5-4-1 所示。

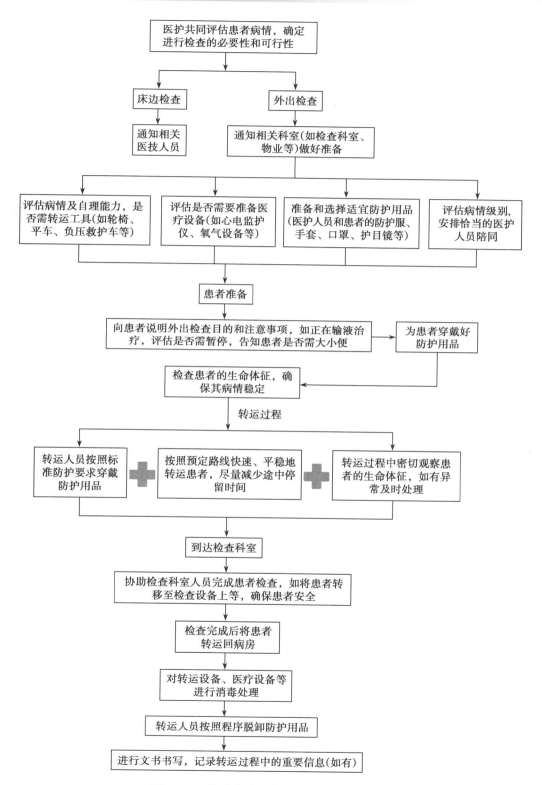

图 5-4-1 猴痘住院患者外出检查转运流程

二、住院期间患者探视管理

对于猴痘患者而言,在接受治疗的过程中,他们不仅需要专业的医疗护理,也渴望来自家人和朋友的关心与支持。然而,鉴于猴痘的传播特性,必须建立科学合理的探视制度,以平衡患者的情感需求与公共卫生安全的要求。

1. 限制探视 猴痘具有一定的传染性,为降低疾病传播风险,应严格限制探视人数和探视时间。探视期间,医护人员要指导探视人员做好防护措施,穿戴好 PPE。同时,限制探视时长,一般不超过 30 分钟,且注意保持至少 1 米的安全距离。

2. 远程探视优先 鼓励家属通过视频通话等远程方式进行探视,以减少人员直接接触。

3. 健康筛查 探视前,应对探视者进行健康筛查,包括测量体温、询问近期健康状况及接触史等。如有发热、咳嗽、皮疹等症状或有猴痘感染风险者,不得探视。

4. 遵守规定 探视者应严格遵守医院的探视规定,不得随意触摸患者的物品、设备,不得在病房内走动,避免与其他患者接触。

三、患者出院后管理

猴痘作为一种具有传染性的疾病,在医疗干预和治疗后,许多患者逐步康复并出院,而轻症的患者则会选择社区隔离。然而,患者离开医疗机构回归社区后的感染控制管理仍不可忽视。为了防止潜在的病毒传播风险,确保患者在社区中安全康复,医疗机构应继续实施严格的出院后管理措施,确保公共卫生安全和患者的持续康复。

(一)患者方面

1. 健康教育 在患者出院前,应对其进行详细的健康教育,内容包括疾病的传播途径、出院后的注意事项以及个人卫生习惯等。告知患者应继续保持良好的手卫生,勤洗手,避免用手触摸眼睛、口鼻等易感部位。

2. 自我监测 嘱咐患者出院后密切关注自身健康状况。一旦出现发热、皮疹等异常症状,应及时就医,并向医生说明曾患猴痘的病史。

3. 生活方式调整 建议患者在出院后适当调整生活方式,保证充足的睡眠时间、保持合理的饮食、进行适度的运动,以提高自身免疫力。

(二)医院方面

1. 病房消毒 患者出院后,须对其居住过的病房进行全面彻底的消毒。这包括空气消毒、物体表面消毒以及床单位消毒等。使用有效的消毒剂,按照规范的消毒程序进行操作,确保消毒效果。

2. 医疗废物处理 妥善处理患者在住院期间产生的医疗废物,按照规定进行分类、收集、包装和处置,避免造成环境污染。

3. 随访工作 建立患者出院后的随访制度,定期对患者进行随访,以了解患者的康复情况和健康状况,并提供必要的健康指导和建议。

(三)社区方面

1. 信息通报 医院应及时将患者出院的信息通报给相关部门和所在社区,以便做好后续的管理和防控工作。

2. 社区支持　社区应给予出院患者必要的支持和帮助,如提供心理疏导、生活照料等服务,帮助患者尽快恢复正常生活。

3. 公众教育　通过各种渠道向公众普及猴痘的防治知识,提高公众的自我防护意识和能力,减少对出院患者的歧视和恐惧。

四、患者尸体料理

在处理猴痘患者的遗体时,应采取适当的感染预防和控制措施,以降低病毒传播的风险。

1. 根据接触和飞沫防护措施的要求进行手卫生,并穿戴个人防护装备。这是因为存在未愈合皮疹的死亡患者可能仍携带传染性病毒。

2. 在处理遗体的过程中,要高度警惕,防止带有猴痘病毒的体液发生泄漏。

3. 遗体应使用不透水的布或专业裹尸袋严密包裹,并尽快转移到太平间。

4. 应尊重死者的尊严、文化和宗教传统。保护他们的家人,可按照死者当地习俗,家人和朋友可以在准备火化前查看尸体,但必须明确告知他们禁止触摸或亲吻身体。查看结束后,应使用肥皂和水洗手,或使用含酒精的免洗手消毒液清洁双手。

第五节　医疗废物及污水管理

医疗废物是指医疗卫生机构在医疗、预防、保健以及其他相关活动中产生的,具有直接或者间接感染性、毒性以及其他危害性的废物。医疗废物的处置应遵循《医疗废物管理条例》和《医疗卫生机构医疗废物管理办法》的要求,规范使用双层黄色医疗废物收集袋进行封装,并按常规流程进行处置。医疗机构污水指医疗机构门诊、病房、手术室、各类检验室、病理解剖室、放射室、洗衣房、太平间等处排出的诊疗、生活污水。当医疗机构其他污水与上述所列污水混合排出时,一律视为医疗机构污水进行处理。

一、医疗废物的管理

(一)分类收集
在医疗机构中,疑似和确诊猴痘患者产生的生活垃圾,按医疗废物处理,使用双层黄色医疗废物袋收集。收集过程中,工作人员应穿戴适当的个人防护装备,如手套、口罩、隔离衣等,以防止自身被感染。对于不同类型的猴痘患者医疗废物,如污染的敷料、注射器、手套等,应分别收集在不同的容器中,以便后续处理。

(二)密封包装
收集后的猴痘患者医疗废物需要进行密封包装。确保袋口密封,防止废物泄漏。对于尖锐物品,如注射器针头、刀片等,应放置在专门的锐器盒中,同样要确保盒盖密封良好。盛装的医疗废物袋达3/4满时,应当分层采用鹅颈式封口,确保封口紧实、严密,并粘贴标识。

(三)暂存与交接
医疗废物处置转运人员将分类包装好的医疗废物沿指定路线转运至医疗废物暂存点。转运前检查包装物或者容器的标识、标签及封口是否符合要求。根据中华人民共和国国务院令第 380 号《医疗废物管理条例》，暂时贮存时间不得超过 2 天。按照规定及时将医疗废物交由专业的医疗废物处置单位进行处理。防止医疗废物流失、泄漏、扩散。一旦发生，按医院规定及时采取紧急处理措施。工作人员应做好医疗废物移交的登记工作，登记内容应当包括医疗废物的来源、种类、重量或者数量、交接时间、最终去向以及经办人签名等项目。转交院外时，须填写《医疗废物转移联单》，所有登记资料至少保存 3 年。

（四）运输环节

猴痘患者医疗废物的运输，应由具备相应资质的专业医疗废物运输单位负责。运输车辆应符合相关标准，具有良好的密封性和防渗漏性能。在运输过程中，要确保医疗废物包装完好，不得出现泄漏、散落等情况。运输人员同样要穿戴个人防护装备，并严格遵守运输路线和时间安排，不得随意更改路线或停留。运输车辆应配备必要的消毒设备和应急处理工具，以应对可能出现的突发情况。

二、污水和粪便的管理

污水在进入市政排水管网前须进行消毒处理，以符合《医疗机构水污染物排放标准》（GB 18466—2005）。当医疗机构同时收治的猴痘患者超过 10 人，消毒后的污水应采样监测猴痘病毒。具体的消毒方法如下。

（一）化学消毒法

1. 含氯消毒剂消毒　可使用次氯酸钠、二氧化氯等，根据污水水量和污染程度确定投加量，一般要求有效氯浓度达 50mg/L 以上。同时，确保污水与消毒剂充分混合，并保持 30 分钟~1 小时的接触时间。

2. 臭氧消毒　臭氧通过强氧化性破坏病毒结构。臭氧的投加量应根据水质、水量和臭氧浓度调整。由于目前并没有一个完全统一确定的标准浓度，一般在几毫克每升到几十毫克每升之间，接触时间为 10~30 分钟。

（二）联合消毒法

可采用化学与物理消毒方法联合，或者不同化学消毒剂联合，如含氯消毒剂与紫外线照射联合，次氯酸钠与二氧化氯联合等。同时要实时监测消毒后污水，确保水质符合标准，根据监测结果调整消毒参数，且操作人员应安全操作。

医疗废物管理作为医疗卫生领域的关键环节，对公共卫生安全和生态环境保护起着至关重要的作用。在当前复杂的医疗卫生环境下，我们必须以严谨的科学态度、高度的责任意识，严格遵循《医疗废物管理条例》和《猴痘防控方案》等相关法律法规和指南，切实执行各项标准规范。通过强化分类收集、规范暂存转运、确保安全处置等一系列措施，实现医疗废物管理的全过程、全链条管控。

第六节　猴痘医院感染暴发应急预案

近年来，猴痘在全球范围内引起了广泛关注。随着国际交流的日益频繁和人员流动的不断增加，猴痘病毒传入医疗机构并引发院内暴发的潜在风险始终存在。为有效应对这一可能的突发公共卫生事件，确保患者、医务人员及广大公众的健康与安全，应结合医院的实际情况制定猴痘医院感染暴发应急预案,以建立科学、高效、有序的应急响应机制,最大程度地降低猴痘疫情对医院及社会造成的不良影响。

一、预警阶段

(一)监测与报告

建立猴痘病例监测系统,各科室医护人员对有发热、皮疹、淋巴结肿大等疑似猴痘症状的患者保持高度警惕,应尽早采集标本进行猴痘病毒核酸检测,实验室加强对送检样本的检测,一旦发现猴痘阳性结果及时报告医院感染管理部门。

(二)风险评估

临床发现 3 例或以上猴痘病例,可能表明医院感染流行或暴发,须上报医院感染管理部门。医院感染管理部门组织专家进行风险评估,根据病例的数量、分布情况、传播途径和患者的接触史、院内所接受的诊疗行为和活动范围等因素,判断是否存在院内暴发的风险。核实并确认后,向主管院长汇报,召集医院感染控制委员会召开会议确认后,经院长同意,启动医院感染暴发应急预案。如确诊猴痘病例较多或接触者范围广,则须启动更高层级的风险管理和应急预案。

二、启动应急预案阶段

(一)成立应急指挥中心

医疗机构启动应急预案后,应立即成立应急指挥中心,指导医院感染暴发调查及处置工作。应急指挥中心应由医院领导牵头,包含医务部、护理部、医院感染管理部门、后勤部、药学部、医学装备部、信息部门等相关负责人,负责全面协调各部门的应急响应工作,确保应急处置工作有序进行。

(二)人员调配

从各科室抽调有经验的医护人员组成应急救治队伍,并明确其分工与职责,确保在应急情况下医疗救治、感染防控与流行病调查工作能够及时开展。同时,应调配足够的医护力量,以应对潜在的患者增多情况,确保正常医疗工作不受影响。

(三)物资准备

后勤保障相关部门须确保应急物资充足,包括个人防护装备(如口罩、手套、防护服、护目镜等)、消毒药品、病毒检测设备与试剂、药品和医疗设备等物资。物资准备应有应急储备机制,以应对突然出现的紧急情况。

三、控制传播阶段

(一)指导患者隔离与安置

立即将确诊和疑似猴痘患者转移至专门的隔离病房,严格执行隔离措施,防止交叉感染的发生。

(二)接触者追踪与管理

对患者的密切接触者进行排查,包括医护人员、同病房患者及家属等,必要时进行隔离观察和检测,确保尽早发现潜在感染者,防止二次传播。

（三）环境清洁与消毒

对患者活动区域、病房、医疗器械等进行全面消毒,采用合适的消毒剂和消毒方法,确保消毒效果。

（四）个人防护

对全体医护人员及相关工作人员进行个人防护知识的培训,并要求严格执行防护标准,防止职业暴露。

（五）流行病学调查

开展流行病学调查,收集感染科室、感染人数、感染人群特征、起始及持续时间等基本信息,对可疑感染源、可疑传播方式或途径、事件严重程度、感染病例发生的时间、地点及人群特征进行分析。同时,开展环境卫生学检测,采集有关标本并进行病原学检测等工作,查找感染源及感染途径。

四、医疗救治阶段

（一）制定治疗方案

专家组根据患者病情制定个性化的治疗方案,包括对症治疗、支持治疗等。

（二）病情监测与评估

密切监测患者病情变化,及时调整治疗方案,对重症患者加强监护和救治。

五、信息沟通与发布阶段

（一）内部沟通

应急指挥中心须保持与医院各部门的实时沟通,确保所有部门了解疫情的最新动态,并协调各方的工作进展。通过定期会议或电子邮件的方式,及时更新疫情处置的进展情况,保证信息的畅通无阻。

（二）外部沟通

应急指挥中心应按照规定,及时向卫生行政部门、疾病预防控制机构报告疫情情况,并配合上级部门的指导和调查。

（三）信息发布

医院应指定专门部门负责向社会公众发布准确、及时的疫情信息,积极回应公众关切,避免引起恐慌。

六、评估与总结阶段

（一）疫情控制评估

当疫情得到有效控制,且连续一段时间无新发病例时,应对疫情防控和医疗救治工作进行全面评估。评估内容应包括各项措施的执行情况、应急预案的有效性、物资保障和人员调配是否到位等。

（二）总结经验教训

应急响应结束后,医院须对整个应急处置过程进行复盘,梳理其中的成功经验和存在的问题。通过总结教训,改进不足之处,不断完善应急预案,以便未来能够更高效地应对类似的突发公共卫生事件。

　　综上所述,猴痘医院感染暴发的潜在风险需要医疗机构通过科学、系统的应急预案加以应对。通过建立预警系统、迅速启动应急响应、制定并执行严格的控制措施,医疗机构能够有效降低猴痘疫情带来的传播风险,确保院内人员和社会公众的健康安全。在应急处置的全过程中,信息沟通、物资保障和评估总结都是关键环节,必须时刻保持高效运转,才能为疫情防控提供有力支持。

第六章　猴痘临床表现、诊断与治疗

第一节　临床表现

在诊疗过程中,对猴痘的临床特征进行评估是一项至关重要的内容,是识别、诊断和管理这一传染性疾病的基石。面对患者可能出现的纷繁复杂的症状和临床表现,深入评估和了解是确保正确诊断和有效干预的基础。本节将会介绍猴痘患者的临床表现,通过学习这些临床表现来识别关键的临床线索,帮助医疗专业人员更好地应对这一疾病。

一、猴痘疾病进展

猴痘的发病过程可分为潜伏期、前驱期和皮疹期。

(一)潜伏期

指病原体侵入人体后到出现症状之间的时间。感染猴痘病毒后,潜伏期通常为5~21天,大部分病例在6~13天内出现症状。

(二)前驱期

前驱期通常持续1~5天,但部分患者可能只持续1~3天。表现为寒战、发热,体温多升高至38.5℃以上,伴有头痛、嗜睡、乏力、背部疼痛和肌痛等症状。多数患者出现颈部、腋窝和腹股沟等部位淋巴结肿大,这一症状是猴痘不同于其他发热出疹性疾病(如水痘、天花、麻疹等)的显著特征(图6-1-1)。这表明机体的免疫系统正在对抗病毒入侵,淋巴结肿大与机体内部的炎症反应、滤泡增生以及巨噬细胞活化有关。此外,患者还可能出现咳嗽、咽痛等表现。

(三)皮疹期

通常在发病后1~3天出现皮疹,多数病例在热退后出现,但也有部分病例在全身症状出现前即已发疹。猴痘感染最明显的特征是皮疹,临床特点类似于天花皮疹。通常首先出现在面部,然后逐渐蔓延至四肢及其他部位,呈离心性分布。面部和四肢皮疹较躯干更为多见,手心和脚掌均可出现皮疹。数量从数个到数千个不等。皮疹还可累及口腔黏膜、消化道、生殖器、结膜和角膜等。皮疹的发展过程包括斑疹、丘疹、水疱或血疱、脓疱疹、溃疡和结痂形成(图6-1-2)。皮损从皮肤表面逐渐向深

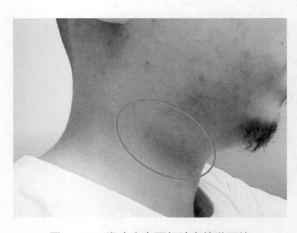

图 6-1-1　猴痘患者颈部肿大的淋巴结

层发展,每一阶段的皮损都表现为不同的形态,但各种皮疹形态可同时存在,可伴有明显痒感和疼痛。从发病至结痂脱落,整个病程约2~4周。结痂脱落后,可能遗留红斑或色素沉着,甚至瘢痕,瘢痕可持续数年。

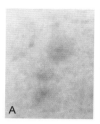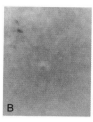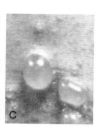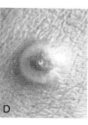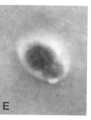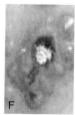

图 6-1-2 猴痘患者皮疹发展过程

A. 斑疹;B. 丘疹;C. 水疱或血疱;D. 脓疱疹;E. 溃疡;F. 结痂形成。

二、疾病传染期

总体上讲,猴痘病例从出现症状到皮疹结痂自然脱落并形成新皮肤前,都具有传染性。尤其是在出疹后的第一周传染性较强。研究显示,部分病例在出现症状前1~4天可能已具备传染性。只有当所有结痂脱落并形成新的皮肤层后,患者才不再具有传染性。

三、非典型临床表现特征

（一）无前驱症状即发疹

在典型病例中,发热是早期的重要症状之一;然而在非典型病例中,患者可能无明显发热或仅轻微发热。这种情况常见于免疫功能低下人群或接受免疫抑制治疗的患者。由于发热通常是猴痘病毒感染的一个早期信号,缺乏此症状可能会导致诊断延迟。

（二）仅肛门疼痛或出血但无皮疹

部分患者,尤其是通过性接触感染猴痘病毒的患者,可能首先或主要表现为肛周或生殖器区域的溃疡、损伤。这种局部症状常伴有疼痛和不适感,容易被误认为其他性传播疾病（如梅毒、单纯疱疹等）。

（三）皮疹仅限于生殖器或会阴/肛周区域

典型的猴痘皮疹会在全身多个部位出现,并且遵循一个明确的发展顺序（斑疹→丘疹→水疱→脓疱→结痂）。然而,非典型病例中,皮疹可能局限于身体的某一部分,尤其是生殖器或肛周区域,表现为少量且分散的皮疹。这种表现常见于性传播相关的病例,尤其是在MSM群体中（图6-1-3）。本轮疫情中,许多患者首先在肛周和生殖器周围出现皮疹,随后才出现发热和淋巴结肿大,症状较轻。

（四）其他系统症状

在少数情况下,患者可能主要表现为呼吸道症状,如咽痛、咳嗽或鼻塞。这些症状可能与呼吸道飞沫传播或气溶胶传播有关,但与典型的猴痘皮疹不同。一些非典型病例还可能以胃肠道症状为主,例如恶心、呕吐、腹泻或腹痛。这些症状可能伴随着皮疹的出现,或替代皮疹成为主要表现,使得猴痘的临床表现与其他消化道感染或炎症性疾病相似,增加误诊的风险。

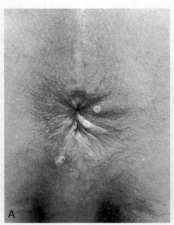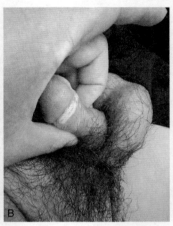

图 6-1-3　MSM 群体猴痘患者肛周及生殖器皮疹
A. 肛周皮疹；B. 生殖器周围皮疹。

（五）免疫功能低下患者的表现差异

免疫抑制状态下的患者（如 HIV 感染者、接受免疫抑制治疗的患者），猴痘表现可能与普通人群不同。这些患者皮疹可能更加广泛，病程延长，并且更容易发生并发症，如继发性感染、肺炎、脑炎等。此外，免疫功能低下的患者也可能仅表现为轻微或不明显的皮疹，但病情的实际进展可能更为严重。

四、皮疹的表现及特点

皮疹是猴痘患者最具特征性的临床表现之一，通常随着感染后全身症状逐渐显现。皮疹的发展过程分为多个阶段，每个阶段都有其独特的形态和特征。不同阶段的皮疹既是诊断猴痘的重要依据，也是评估患者病情进展的关键标志。了解和识别不同阶段皮疹的特征，对猴痘的早期识别和临床管理至关重要（图 6-1-4，表 6-1-1）。

（一）斑疹期

早期表现为红色平坦斑块，通常出现在面部、手掌和脚底等部位，提示皮肤的炎症反应。斑疹可能持续 1~2 天。

（二）丘疹期

斑疹通常在 1~2 天内发展为凸起的丘疹，提示表皮和真皮轻度肿胀。

（三）水疱和脓疱期

皮损继续发展，形成充满液体的疱疹或脓疱，直径为 0.5~1cm，质地较硬，并伴有明显瘙痒和疼痛。这些疱疹或脓疱具有高度传染性。丘疹初期可先变成水疱/血疱，充满透明液体/血性液体，此阶段通常持续 1~2 天。随后，水疱病变可能会变为脓疱，透明液体变为不透明，脓疱凸起并且中心形成凹陷（脐状化），持续约 5~7 天，然后结痂。

（四）溃疡和结痂的形成

猴痘感染晚期，皮疹会破裂形成溃疡，并逐渐结痂。这一过程伴随着深层皮肤组织损伤，愈合后常遗留瘢痕。部分免疫缺陷人群可能皮疹破裂，融合成较大较深溃疡，结痂后较长时间不脱落。

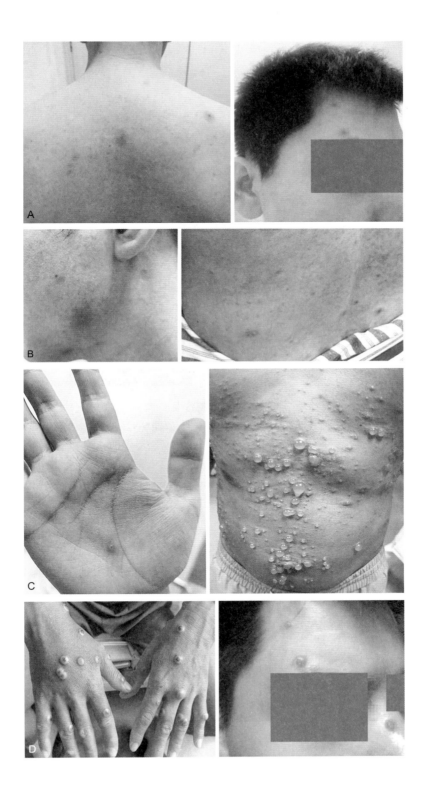

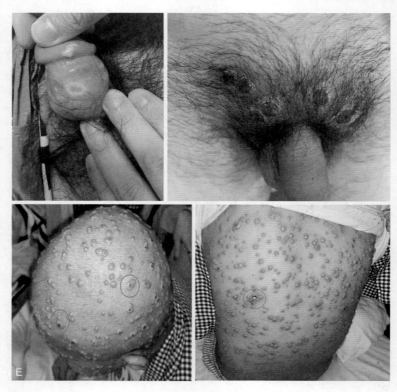

图 6-1-4　猴痘各期皮疹

A. 斑疹期；B. 丘疹期；C. 水疱期；D. 脓疱期；E. 溃疡和结痂形成（部分脓疱疹未结痂）。

表 6-1-1　猴痘不同分期皮疹特点

皮疹分期	持续时间/d	皮疹特点
斑疹期	1~2	自面部开始,皮肤陆续出现斑疹,逐渐扩散到四肢、手足,包括掌趾 皮疹通常在 24 小时内扩散到身体各个部位,但以面部、手臂及小腿为主(离心性分布)
丘疹期	1~2	病程的第 3 天,皮疹从扁平斑疹发展为球形或半球形丘疹
水疱期	1~2	病程的第 4~5 天,皮疹进一步发展为水疱(内含透明液体),甚至血疱
脓疱期	5~7	病程的第 6~7 天,水疱进展为脓疱(内含不透明液体),脓疱通常是圆形,隆起性,疱壁坚实(疱壁较厚) 脓疱中心会形成脐凹 脓疱持续 5~7 天后逐渐结痂
结痂期	7~14	2 周病程后,疱疹逐渐结痂,1 周后开始脱落

五、疾病转归

猴痘的病程为 2~4 周,免疫力低下者的病程可能更长。猴痘为自限性疾病,大部分患者预后良好,症状可逐渐自行消失。严重病例常见于年幼儿童、孕妇、免疫功能低下人群。预后及疾病严重程度与病毒毒株、暴露程度、既往健康状况和并发症等多种因素有关。

在严重病例中,猴痘病毒不只局限于皮肤和黏膜,还可能影响多个内脏器官。

1. 肺部病变　重症患者可能出现间质性肺炎,表现为肺泡结构破坏、炎症细胞浸润和纤维化,伴有呼吸困难和低氧血症。

2. 肝脏病变　肝脏可能出现肿大和肝细胞变性,严重时伴有肝细胞坏死。临床表现包括黄疸和肝功能不全。

3. 脾脏和肾脏　脾脏可能出现肿大和瘀血,肾脏则可能因病毒引发的炎症反应而受损,导致功能损伤。

六、并发症及后遗症

(一)并发症

猴痘不仅在急性期对患者的健康产生影响,还可能引发一系列并发症和后遗症,尤其是免疫功能低下者、儿童和老年人等群体。并发症可影响多个系统,包括皮肤、呼吸道、消化道、神经系统和眼部等。以下是猴痘常见的并发症及其特征。

1. 继发细菌感染　较常见,可表现为疖、痈、蜂窝织炎、脓肿、坏死性软组织感染、化脓性淋巴结炎、咽后壁脓肿等,严重时可并发脓毒血症(即血流感染)和脓毒性休克等。

2. 呼吸道并发症　肺炎、支气管肺炎,严重时甚至可引发呼吸窘迫。

3. 消化道并发症　可表现为食欲缺乏、恶心、呕吐、腹痛和腹泻等症状。少数患者还可能出现肝脏损伤的迹象,部分患者由于腹泻和呕吐,容易出现脱水和电解质紊乱,尤其是重症患者和老年人更易面临这种风险。

4. 神经系统受累　猴痘可影响中枢神经系统,导致患者出现神经系统症状。其临床表现可能包括头痛、反应迟钝甚至意识障碍。在儿童中,可能表现为哭闹、拒食、抽搐等异常行为。部分研究显示,猴痘感染可伴随神经精神症状。一项系统评价显示,猴痘患者中癫痫发生率为 2.7%,精神错乱为 2.4%,脑炎为 2.0%,该结果提示,猴痘可能会引起神经精神症状,包括严重的神经并发症(脑炎和癫痫)和非特异性神经症状(意识混乱、头痛和肌痛)。

5. 常见眼部并发症　①结膜炎:结膜炎的症状包括眼睛红肿、分泌物增多和结膜损伤。结膜炎通常较轻,伴有暂时性不适,虽然通常为轻度自限性疾病,但须密切观察,防止病情进一步恶化。研究显示,大约 30% 的未接种天花疫苗的猴痘患者会出现结膜炎,对于已接种疫苗的患者,这一比例下降至 7%。②角膜溃疡:角膜溃疡是眼部受累的严重并发症,若处理不当,可能导致永久性视力丧失。4% 的未接种疫苗的患者可能会发展为角膜溃疡,而已接种疫苗的患者这一比例为 1%。③光敏感和角膜炎:约 22.5% 的患者会出现光敏感症状,3.6%~7.5% 的患者可能发展为角膜炎。④眼睑皮损:猴痘皮疹常累及眼睑,若不及时处理,可能引发细菌感染,进一步使病情恶化。

根据现有研究,猴痘引发的眼部并发症可能导致患者出现视力损失。这些数据表明,猴痘的眼部并发症虽然不常见,但其潜在的视力损害和长期后果值得高度重视。

6. 肛周相关的并发症　肛周区域的并发症可能会在原有症状的基础上进一步恶化。个别患者可能会有直肠疼痛或炎症,排便时疼痛加剧。如患者出现明显的肛周疼痛,建议通过磁共振成像(magnetic resonance imaging,MRI)等影像学检查,评估炎症的范围和淋巴结受累情况。

除影像学监测外,还须结合其他辅助检查判断有无感染加重的迹象,如疼痛增加、肿胀或发热等。

（二）后遗症

根据 WHO《猴痘的临床管理与感染预防和控制快速应对临时指导文件》,目前针对猴痘的中长期影响的研究证据相对有限。已有研究表明,超过 90% 的猴痘患者不会出现后遗症;在少数出现后遗症的患者中,最常见的是皮肤瘢痕和失明,其中凹陷瘢痕可以进一步发展为麻点。然而,由于目前相关研究较少,这些症状与猴痘感染之间的因果关系仍需要长期随访研究进一步探究。

七、症状学和流行病学研究

2024 年 9 月 10 日,WHO 发布了 2022—2024 年猴痘疫情的全球趋势报告。该报告基于自 2022 年 1 月 1 日起收集的全球监测数据,数据显示,89% 的病例报告了至少一种症状。在这些病例中,最常见的症状仍是皮疹。图 6-1-5 是症状报告频率条形图。

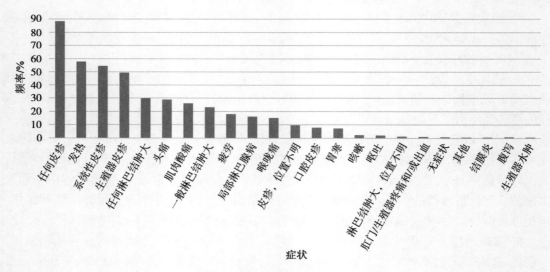

图 6-1-5　WHO 症状报告频率图

"任何皮疹"指一种或多种皮疹症状(全身、口腔、生殖器或未知部位),"任何淋巴结肿大"指全身或局部淋巴结肿大。

从图中可以看出,猴痘患者的主要临床症状包括皮疹、发热、淋巴结肿大、头痛、肌肉酸痛及喉咙痛等。在本轮疫情中,患者还常伴有肛门、生殖器或口咽病变,并可能出现发热、发冷和淋巴结肿大。这与早期疫情有着鲜明的区别,早期疫情的前驱症状先于皮疹出现。

八、特殊患者群体

猴痘病毒感染可能影响各个年龄段的人群,包括成人、孕妇、儿童和婴幼儿。虽然在不同年龄段人群中的临床表现有许多相似之处,但在疾病严重程度、并发症发生率以及免疫系统反应等方面存在一定差异。

（一）儿童

既往研究显示，儿童不仅是猴痘的易感人群，也是进展为重症或发生并发症的高危人群。2007—2011 年，刚果民主共和国确诊的 216 例猴痘患者中，11 岁以下儿童占 45.4%（98 例），猴痘相关死亡均发生在儿童患者中，其中 1 例年龄 < 5 岁，2 例为 5~11 岁儿童。

1. 病程　儿童，尤其是婴幼儿，由于免疫系统尚未成熟，感染病毒后更容易发展为重症，病程通常也比成人更长。

2. 临床特征

（1）皮疹特征　与成人相似，儿童常表现为全身性皮疹，经历红斑、丘疹、疱疹和脓疱等不同阶段，且皮疹可能更为广泛，病变发展速度也更快。

（2）发热及全身症状　儿童常出现高热和严重的全身症状，如极度疲劳、嗜睡、头痛和肌肉痛，这些症状比成人更为显著，并可能伴随明显的淋巴结肿大。

（3）并发症　儿童，尤其是 8 岁以下儿童，面临更高的并发症发生风险，如肺炎、脑炎等。由于婴幼儿免疫系统尚未发育完全，猴痘感染可能导致脑炎、败血症、支气管肺炎，甚至死亡，更易出现严重病情。在婴幼儿中，呼吸道症状和消化道症状（如呕吐、腹泻）可能更为明显；在较大儿童中，皮肤损伤可能会影响愈合，继发性皮肤感染发生率较高，尤其是在卫生条件较差的环境中。

（4）病死率　儿童和婴幼儿的病死率较成年人高，尤其是未接种过天花疫苗或免疫系统尚未成熟的婴幼儿。此外，营养不良或生活在卫生条件较差的环境中的儿童面临更高的死亡风险。

（二）免疫力低下患者，尤其是 HIV 感染者

WHO 流行病学数据显示，全球范围内高达 48% 的猴痘患者为 HIV 感染者。在美国已报告的 30 225 例猴痘病例中，38%~50% 的病例合并 HIV 感染。部分 HIV 感染者并发猴痘后临床症状更严重，病死率更高。美国 CDC 的报告显示，在未控制的 HIV 感染者中，47 例重症猴痘病例中有 5 例死亡。HIV 感染者的猴痘临床表现较非 HIV 感染者更为持久和严重。对 2022 年 4 月 27 日至 6 月 24 日，16 个国家/地区的 43 个地点诊断的 528 例感染病例的临床表现进行分析，发现与非 HIV 感染者相比，HIV 感染者更容易出现肛门/直肠疼痛、尿急、直肠出血、脓性或血性便以及直肠炎（表 6-1-2）。

表 6-1-2　猴痘患者是否合并 HIV 感染的临床症状占比

症状	合并 HIV 感染者	未合并 HIV 感染者
肛门/直肠疼痛	34%	26%
尿急	20%	12%
直肠出血	19%	12%
脓性或血性便	15%	8%
直肠炎	13%	7%

数据来源：2022 年 4 月 27 日至 6 月 24 日在 16 个国家/地区的 43 个地点诊断的 528 例感染者。

1. 病程　HIV 感染者的猴痘病程通常较长，且症状持续时间更久，尤其是免疫功能受损者。病情可能更容易进展为严重的全身性感染，涉及多个器官系统，包括呼吸道和消化道。

2. 临床特征　HIV 感染者通常表现出比普通人群更严重和更广泛的皮疹,且皮损较大、持续时间更长,更容易发生继发性感染。特别是当 HIV 感染情况未得到良好控制时,患者可能会出现显著的黏膜和生殖器病变。

3. 并发症　HIV 感染者面临更高的并发症发生风险,特别是皮肤继发性细菌感染、肺炎、脑炎等。在 HIV 感染情况未控制的患者中,临床表现更为严重,易发展为败血症或全身多器官功能衰竭。

4. 病死率　HIV 感染者的猴痘相关病死率更高,尤其是在未进行有效 ART 的患者中。有研究报道,HIV 阳性的猴痘患者病死率可以达到 20% 甚至更高,死亡病例主要集中在未接受 ART 者中。

(三)孕产妇

孕产妇感染猴痘的临床表现与其他成人相似,但由于特殊生理状态,感染猴痘后可能面临更高的并发症发生风险。

1. 病程　孕产妇感染猴痘后,免疫功能发生变化,可导致猴痘的病情加重,如出现更严重的皮损、继发感染以及呼吸衰竭等。

2. 临床特征　孕产妇感染猴痘的症状与其他成人相似,但孕期的生理变化可能影响症状的表现和疾病的进展。如妊娠期间子宫体积增大会增加呼吸系统负担,导致呼吸功能相对减弱。因此,孕产妇感染猴痘时更容易出现呼吸道症状,如呼吸急促、支气管炎或肺炎。此外,孕期的皮肤状况会有所改变,如皮肤张力增加、毛细血管扩张等,这可能使猴痘的皮疹更加广泛或严重,瘙痒和疼痛感也可能更明显。

3. 并发症　孕妇感染猴痘可能会增加流产、早产及胎儿畸形的风险。

4. 病死率　妊娠期间猴痘病毒感染的有关数据有限,目前尚不清楚孕妇是否更容易感染猴痘。然而,在妊娠期间确诊感染猴痘病毒的病例中,已有不良妊娠结局的相关报告,包括自然流产和死产。早期的一项关于妊娠期感染猴痘的综述表示,所有病例均表现出猴痘感染的症状和体征,但尚未发现孕产妇死亡的报告。根据妊娠期的不同阶段进行分层分析,妊娠早期感染病例中,67.0% 发生了流产,而在妊娠中期,这个比例为 82.0%。

尽管感染猴痘的孕产妇比例较低且相关数据有限,但仍需对该人群进行密切监测,以防止严重并发症的发生。

第二节　标本采集与实验室检查

猴痘的确诊和监测依赖于有效的标本采集和实验室检查。作为一种人兽共患的病毒性疾病,猴痘的临床表现可能与其他皮肤病或病毒感染相似。因此,精确的实验室诊断对于早期识别和防控至关重要。标本采集和处理的质量又会进一步影响实验室分析结果的准确性,因此,医护人员需严格遵守标本采集、运输、实验室检测等相关规范,并遵守生物安全规程,确保标本质量和结果准确。

一、标本采集要求

(一)采样人员

医务人员应当经过标本采样的技术培训后方可从事采样工作。采样人员应熟悉掌握各类标本采集方法、流程及注意事项。标本采集后应做好信息记录,确保标本符合要求,相关信息可追溯。

采样人员的个人防护要求 采样人员应佩戴 N95/KN95 口罩、一次性帽子、防护面屏或护目镜、一次性隔离衣、两层一次性乳胶手套以及靴套。在采集过程中,如接触了患者的血液、体液、分泌物或排泄物,应及时更换手套。

(二)标本采集种类

根据病毒核酸检测及病毒分离的需要,临床检测标本包括皮疹、疱液、痘痂、鼻咽或口咽分泌物、血液、精液和唾液。

不同标本阳性率和维持时间不同,应根据具体病情和检测需求选择合适的标本。①标本应首选皮肤病变,渗出液拭子或痂皮等;②呼吸道标本,如口咽拭子,可用急性期检测,也是密切接触者检查常用的标本;③采集发病 7 天内(急性期)、3~4 周后(恢复期)双份血清用于抗体检测;④EDTA 抗凝血标本可用于急性期核酸检测。各类标本的采集注意事项见表 6-2-1。

表 6-2-1 猴痘标本采集注意事项

标本类型	采集要求	装置选择	样本保存	标本送检	检测阳性率/%	阳性时间/d
皮疹	痘疱破裂采集痘疱液	含病毒采样液的无菌试管	样本必须储存在干燥、无菌的试管中并保持低温。标本应在收集后一小时内冷藏(2~8℃)或冷冻(−20℃或更低)。如果要测试的样本运输时间超过 7 天,则样本应储存在−20℃或更低的温度条件下	采集后应在 1 小时内(低温条件下,用冰袋或干冰)送往实验室	97	3~36
痘痂	可使用无菌镊子夹取痘痂	干燥、无菌试管	同上	同上	同上	同上
口咽拭子	在两侧扁桃体来回擦拭 3 次	含病毒采样液的无菌试管	同上	同上	26	2~41
血液	发病 48~72h 采集	真空采血管	同上	同上	7	2~29

各省首例猴痘阳性标本先由省级及以下疾控机构进行初步检测,然后送国家疾病预防控制局病毒病预防控制所复核。送国家疾病预防控制局病毒病预防控制所检测的每个阳性病例至少采集一套标本(皮肤或黏膜病变部位标本、口咽拭子标本、急性期和恢复期双份血清标本)。各省级疾控机构根据实际情况制定省内样本送检、复核流程。

二、标本运输

(一)国内运输

猴痘病毒或其他潜在感染性生物材料的运输包装分类属于 A 类,其包装需符合国际民航组织《危险物品安全航空运输技术细则》中的分类包装要求。在运输过程中,应按照《可感染人类的高致病性病原微生物菌（毒）种或样本运输管理规定》（2005 年 12 月 28 日卫生部令第 45 号发布）的相关规定,办理《可感染人类的高致病性病原微生物菌（毒）种或样本准运证书》。

（二）国际运输

猴痘毒株或样本在国际进行运输时,应按照规范进行包装。同时,按照《出入境特殊物品卫生检疫管理规定》办理相关手续,并满足相关国家和国际组织的要求。

三、猴痘相关实验室检查

要明确诊断猴痘,通常需要进行实验室检测,所有符合疑似病例定义的患者都应尽快进行检测。决定是否进行检测应基于临床症状以及流行病学因素,以区分猴痘和其他相似疾病。

（一）猴痘核酸检测

猴痘病毒感染的确诊是基于核酸扩增试验,可使用传统的或实时聚合酶链反应（polymerase chain reaction,PCR）来检测病毒 DNA 的独特序列。PCR 可以单独使用,也可以与测序结合使用。

PCR 结果解读 ①阴性:双孔 Ct 值 >37,或无 Ct 值。②灰区（可疑）:一孔 Ct 值 >37。③阳性:双孔 Ct 值 <37。

所有阳性和处于灰区的样本,应重复检测或经序列分析进行确认。需注意:当样本仅为咽拭子、血清或血浆,且检测结果为阴性时,应结合临床症状,慎重作出阴性诊断。

由于存在假阳性结果,对感染概率较低患者（例如缺乏流行病学关联、非 MSM 人群、不符合猴痘的体征/症状）的单次检测结果进行解读时,需要保持谨慎。无流行病学标准或明确危险因素时,正痘病毒或猴痘病毒 DNA 检测呈阳性者,应进行重复检测和/或确认性检测加以核实。有些能够区分猴痘病毒的不同分支,如刚果盆地和西非分支。第一步进行的PCR 反应用于检测正痘病毒,但不能明确所涉及的是哪一种具体的毒株。通过第二步 PCR检测或测序方法,可以专门检测猴痘病毒。

（二）猴痘病毒全基因组测序

1. 测序标本选取原则 本土疫情中的首发或早期病例、与早期病例有流行病学关联的关键病例、感染来源不明的本土病例、境外输入病例的阳性标本等。以上标本在核酸荧光定量 PCR 检测 Ct 值≤32 时进行测序。

各省应建立针对本省输入及本土病例的猴痘病毒基因组数据库,并具备序列对比分析能力。具备测序条件的省份要在接收标本后 48 小时内开展测序工作,关键病例样本要求实验室收到标本后 1 周内提供测序结果报告。所有测序原始数据、组装序列和标本序列测定结果报告单,应在获得序列 48 小时内报送国家疾病预防控制局病毒病预防控制所进行序列汇总、分析。病毒病所应将序列分析结果及时反馈各省,并将全国猴痘病毒序列汇总、分析结果及时上报国家疾病预防控制局。

2. 猴痘病毒分子分型 推荐使用在线分析工具 Nextclade 对变异株进行分子分型。猴痘病毒分子诊断方案见图 6-2-1。

3. 一般检查 为更好地了解患者病情,除了进行与猴痘病毒相关的检测,还应对患者进行常规血液检验检查。

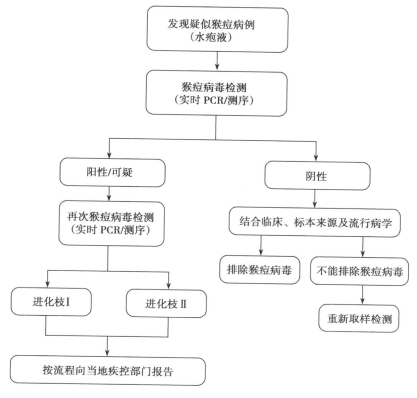

图 6-2-1 猴痘病毒分子诊断方案

（1）血常规 常见白细胞正常或增高，淋巴细胞计数增高。血细胞比容正常或下降，血小板计数正常或减少。在重症猴痘患者中，血液中单核细胞和粒细胞（嗜酸性粒细胞、嗜碱性粒细胞和中性粒细胞）增加，以及中性粒细胞与淋巴细胞高比率，通常表明临床结果不佳和疾病恶化。

（2）肝肾功能检测 肝功能检测通过评估转氨酶和胆红素等指标来了解猴痘对肝脏的影响。可通过肝肾功能检测识别肝肾损伤、监测药物副作用、评估疾病进展等。

（3）血液电解质检测 猴痘患者的电解质水平可能因病情发展、并发症或治疗方式而发生改变。电解质（如钠、钾、氯、钙等）的平衡对维持身体的正常代谢至关重要。

（4）猴痘抗体检测 目前猴痘病毒特异性抗体的检测，包括免疫球蛋白 G（immunoglobulin G，IgG）和 IgM，有助于诊断猴痘和判断感染状态。IgG 和 IgM 代表了感染后的急性期体液反应。从目前的感染病例看，老年患者的 IgG 和 IgM 水平都升高，而年轻患者只有 IgG 水平升高。这可能是由于老年患者接触过其他脊椎痘病毒和/或天花疫苗，而年轻患者并没有此类暴露史。

IgG 抗体用于检测皮疹发病后的长期暴露，而 IgM 则提供近期感染和暴露的证据，并确定急性期体液反应。对于已经自然感染或因接种疫苗而暴露的个体来说，IgG 和 IgM 共同存在是接触脊椎痘病毒的有力证据。尽管在感染猴痘的患者中检测到 IgG 和/或 IgM 水平增加，但这些抗体是否与疾病的严重程度和预后有关，尚不清楚。

4. 其他检查　①对于重度肛门直肠炎患者,考虑腹部/盆腔计算机体层成像(computed tomography,CT)。对比剂增强 CT 可发现肛门直肠壁增厚,伴壁内溃疡所致的广泛离散的非增强低衰减区。其他发现可能包括直肠周围脂肪浸润、骶前水肿、腹水和腹股沟小淋巴结数量增加。②如果怀疑皮肤病灶存在超级细菌感染,或怀疑体弱患者存在细菌感染,则应在患者处于隔离状态,且在给予抗生素治疗前进行血培养。③对于任何到过疟疾流行地区的发热患者,尤其是在发热之前 3 周内去过疟疾流行地区的患者,始终应排除疟疾混合感染的可能性。

第三节　猴痘诊断与鉴别诊断

一、猴痘的诊断

准确的早期诊断是有效治疗的前提,同时也为患者的隔离提供了必要依据。猴痘的诊断需要综合考虑以下四个关键方面的信息。

1. 临床症状　通过观察患者的临床表现和症状,医疗专业人员可以初步确定猴痘的可能性。这包括对皮肤病变的特征和分布、伴随症状如发热、淋巴结肿胀等的评估。

2. 实验室检查　进行特定的实验室检测是区分猴痘和其他皮肤病变的必要步骤。目前,实时聚合酶链反应(real-time PCR,RT-PCR)因其良好的准确性和灵敏度,是检测猴痘首选的实验室检查方法。

3. 病程和症状演变　考虑病例的症状随时间的演变,是鉴别诊断的重要因素。猴痘与其他皮肤病变的发展和消退过程可能表现出不同的模式,这有助于医生更准确地确定病因。

4. 特殊人群与流行病学　须综合考虑特殊人群和患者的免疫状态,因为处于免疫抑制状态的患者可能更容易感染猴痘或其他病原体。特定地区的流行病学情况也是诊断的重要因素,因为某些地区可能更容易暴发猴痘疫情,这有助于缩小诊断的范围。

因此在筛查和诊断过程中,医务人员须准确掌握各种判定要素。

1. 猴痘样症状者　不明原因的急性皮疹(面部或口腔黏膜、四肢、生殖器或会阴、肛周等部位),伴发热(>37.3℃)或淋巴结肿大者。

2. 疑似病例　出现猴痘样症状并在发病前21天内具备以下流行病学史中的任何一项:①猴痘病例报告地区旅居史;②猴痘确诊病例或疑似病例接触史;③同性性行为,或性伴侣有同性性行为史;④地方性流行区可疑动物接触史。

3. 确诊病例　猴痘样症状者、疑似病例及密切接触者,经实验室检测猴痘病毒核酸阳性或病毒分离阳性者。

二、猴痘的鉴别诊断

进行猴痘鉴别诊断时,需要考虑多个关键因素,以确保诊断结果的准确性。以下是鉴别诊断需要考虑的一些重要因素。

(一)临床与流行病学因素的综合评估

病例的临床表现对于鉴别诊断至关重要。猴痘可能表现为皮疹、水疱、溃疡等多种皮肤损伤形式,但这些症状也可能与其他皮肤病变相似。因此,医护人员必须仔细观察症状的性质、分布和严重程度。在诊断过程中,必须综合考虑病例的流行病学史、病程和表现。由于猴痘的表现多样,而且在不同人群中可能呈现出不同的特征,仅依赖症状进行鉴别可能具有挑战性。因此,将临床与流行病学因素结合在一起,能够更全面地评估感染的可能性,从而指导后续的检测和诊断工作。

（二）鉴别诊断的复杂性

引起皮肤病变的原因和疾病非常多,且它们的表现有时极为相似。与猴痘病变相关的特征性皮疹包括以下方面:病变深度和边界清楚,中央常伴有脐凹;病变的进展遵循特定的顺序阶段,即斑疹、丘疹、囊泡、脓疱和结痂。这些特征有时会与临床实践中更常见的其他疾病(如天花、疱疹和水痘)混淆。在此次猴痘暴发中,病例的临床表现可能更多地呈现出非典型特征,这使得识别和鉴别诊断变得更加复杂。这也增加了误诊的风险,尤其是对于那些表现出非典型特征的病例。因此,进行更深入的检测以明确病因变得至关重要。

（三）排除其他潜在原因

在面对皮肤病变或播散性皮疹的情况时,必须考虑其他潜在的疾病。有多种其他病因和病原体也可以导致相似的皮肤症状,如单纯疱疹病毒、水痘-带状疱疹病毒、麻疹、疥疮、细菌性皮肤感染、药物过敏、副痘病毒(引起口疮和相关疾病)和软下疳等。猴痘与其他病毒性出疹疾病的鉴别诊断要点见表6-3-1。在当前的疫情中,已有猴痘和其他性传播感染并存的病例报告。因此,在诊断其他传染病时,不应排除猴痘病毒感染的可能性。

表 6-3-1　猴痘与其他病毒性出疹疾病的鉴别诊断要点

要点	猴痘	天花	水痘	麻疹	登革热
年龄	成人多见	儿童多见	儿童多见	儿童多见	成人多见
潜伏期/d	5~21	7~17	10~23	6~21	3~15
皮疹时间/d	14~28	14~28	10~21	3~5	3~4
全身症状	较重	重	轻	重	重
发热	中高热	高热	低热	中高热	中高热
淋巴结症状	有	无	无	有	无
皮疹发展	成批依次出现斑疹-丘疹-疱疹-脓疱-结痂	成批依次出现斑疹-丘疹-疱疹-脓疱-结痂	多批出现斑疹-丘疹-疱疹-结痂	耳后-头面部-躯干-四肢	颜面-四肢-躯干
皮疹特点及分布	硬而深,界限清楚,大小形态均匀,离心性分布	硬而深,界限清楚,大小形态均匀,离心性分布	表浅壁薄,大小形态不等,向心分布	麻疹黏斑,大小不等的浅红色斑丘疹,全身分布	充血性斑丘疹或皮下出血,全身分布
电镜检查	200nm×250nm砖形颗粒	200nm×300nm砖形颗粒	150~200nm正二十面体颗粒	150~200nm球形颗粒	45~55nm球形颗粒

（四）免疫功能低下者的鉴别诊断

目前,仍缺乏免疫功能受损个体（包括 HIV 未受控制者）与猴痘严重程度之间的充分证据。然而,免疫功能受损的个体感染猴痘后确实面临着病情更严重或发生并发症的风险。虽然猴痘通常是一种罕见疾病,但在疫情暴发期间,某些人群中的发病率可能会显著上升。因此,对于表现出生殖器、肛周溃疡或直肠炎症状的患者,应全面评估是否存在性传播感染（sexually transmitted infection, STI）,并在鉴别诊断中考虑猴痘的可能性,这一点至关重要。

由于猴痘的临床表现可能不典型,当患者出现与 STI 相关或类似 STI 的皮疹时,即使皮疹呈局限性而不是弥漫性,也应将猴痘纳入鉴别诊断的范畴。在本轮疫情的猴痘患者中,约 50% 的患者同时感染了 HIV。因此,当怀疑或诊断猴痘时,对这两种病毒都进行检测具有重要意义。总之,患者可能同时感染猴痘病毒与其他 STI 病毒,仅凭存在 STI 并不能完全排除猴痘的可能性。

第四节　猴痘治疗

猴痘患者的治疗主要是支持性治疗,具体方案须根据患者的症状来确定。目前,科研人员正在开发和测试多种可能有效应对猴痘的治疗方法。WHO 已经制定了标准化的病例记录表,以支持病例的收集、数据管理和分析,从而更快地理解猴痘的临床特征和对治疗的反应。

一、抗病毒治疗

目前尚无特异性抗病毒药物用于治疗猴痘病毒感染,但一些用于治疗天花的抗病毒药可能对猴痘感染具有一定疗效。例如,特考韦瑞（tecovirimat）、布林西多福韦（brincidofovir）、西多福韦（cidofovir）和牛痘免疫球蛋白（vaccinia immune globalin, VIG）。其中,特考韦瑞（tecovirimat）口服剂型已被欧洲药品管理局（European Medicines Agency, EMA）批准用于治疗成人和体重 ≥13kg 儿童的猴痘感染。布林西多福韦的实验室研究证实,其可通过抑制 DNA 聚合酶来抑制猴痘病毒复制,并在猴痘动物模型中显示了有效性。然而,英国在 2018 年报告 3 例成人猴痘患者应用布林西多福韦后,并未发现显著的临床疗效,且患者均出现了转氨酶升高的情况。因此,布林西多福韦用于治疗猴痘的安全性和有效性仍须进一步验证。此外,动物实验研究表明,西多福韦（cidofovir）和特考韦瑞的类似物 NiOCH14 具有抗猴痘病毒活性,但其治疗猴痘的临床疗效尚不确定。WHO 建议,对于重症或发生并发症的病例使用抗病毒治疗,推荐剂量和疗程见表 6-4-1。

此外,牛痘免疫球蛋白由接种天花疫苗的个体产生的抗体组成。目前尚不清楚猴痘病毒暴露或严重感染者能否从 VIG 中受益。

二、猴痘合并 HIV 感染者治疗

由于目前用于猴痘的抗病毒药物都只能起到抑制病毒的作用,因此增强免疫系统对于清除病毒至关重要。无论 CD4+ T 细胞计数如何,早期及持续进行 ART 是应对猴痘合并 HIV 感染患者的关键。新确诊的 HIV 感染者一旦确诊猴痘,应尽快开始 ART。所有猴痘合

表 6-4-1　抗病毒药推荐使用剂量、疗程、不良反应

药物名称	口服剂量	静脉剂量	疗程	不良反应
特考韦瑞	儿童： 13~25kg 200mg/次； >25~40kg 400mg/次； >40kg 600mg/次 成人： 根据病情和体重	儿童： 3~35kg 6mg/(kg·次)； >35~120kg 200mg/次； >120kg 300mg/次 成人： 根据病情和体重	儿童： 每 12 小时一次，疗程 14 天 成人： 根据病情和体重	头晕、眩晕、恶心、腹泻、腹痛等
布林西多福韦	儿童： <10kg 6mg/(kg·次) 成人： 根据病情和体重	无	儿童： 每周 1 次 ×2 周 成人： 根据病情和体重	转氨酶升高、腹泻、恶心、腹痛
西多福韦	儿童： 10~48kg 4mg/(kg·次)； >48kg 200mg/次 成人： 根据病情和体重	儿童： 5mg/(kg·次) 成人： 根据病情和体重	儿童： 每周 1 次 ×2 周，然后间隔 1 次 成人： 根据病情和体重	肾毒性、电解质异常、中性粒细胞减少、眼压降低、葡萄膜炎

并 HIV 感染的患者，都应继续接受 ART 以及针对机会性感染的预防及治疗，因为中断治疗可能导致 HIV 病毒血症反弹。

三、中医治疗

在中医理论中，猴痘（猴痘病毒感染）属于"温病"范畴，其表现可能类似于"疮疡""痘疹"等疾病。可通过清热解毒、扶正祛邪等手段来对抗病邪并减轻症状。

（一）辨证施治

中医治疗讲究辨证论治，即根据患者的体质和病情发展阶段，选择不同的治疗方法。猴痘患者的症状包括发热、皮疹、水疱等，中医会根据这些症状细致地辨证施治。

风热证　症见发热、咽喉肿痛、皮疹，舌质红，苔薄黄。治法：疏风清热解毒。常用方药有银翘散、桑菊饮等。

湿热证　症见疹疱增多、瘙痒、流液，舌质红，苔黄腻。治法：清热利湿解毒。常用方药有龙胆泻肝汤、黄连解毒汤。

毒热内盛证　症见高热不退、疱疹密集、皮肤感染严重。治法：清热解毒、凉血透疹。常用方药有清瘟败毒饮、普济消毒饮。

（二）清热解毒类中药

针对病毒性疾病，中医常使用清热解毒类中药来减少病毒的活性，缓解发热、疱疹等症状。这类药物包括：①金银花：性寒，具有清热解毒，抗炎抗病毒的功效。②连翘：清热解毒，尤其适合外感风热引起的皮肤问题。③蒲公英：有清热解毒、消肿散结的功效。④板蓝根：广泛用于病毒性疾病，具有清热解毒、凉血的功效。

（三）扶正祛邪

中医认为机体正气不足时，病邪容易入侵。因此，治疗过程中还要考虑扶正祛邪，提高患者的免疫力。常用药材包括：①黄芪：益气固表，增强免疫力。②党参：补中益气，帮助恢复体力。③白术：健脾益气，帮助体内水湿代谢，防止湿邪困脾。

（四）外用疗法

金黄散：具有消肿止痛的作用，可以用于外敷疱疹或皮肤损伤处，帮助消炎解毒。

炉甘石洗剂：适用于皮疹、水疱等皮肤表面，具有清热解毒、收敛止痒的效果。

青黛膏：用于外敷疱疹，可以清热凉血，帮助疱疹愈合。

四、对症支持治疗

（一）皮肤黏膜管理

保持皮肤、口腔、眼及鼻部清洁，避免抓挠皮损部位，防止继发细菌感染。如皮肤疱疹破溃，酌情予以硼酸溶液或 0.5% 呋喃西林溶液湿敷；皮肤瘙痒明显者，可外用炉甘石洗剂或使用抗组胺药；如伴有口腔黏膜病变，建议每日使用淡盐水或生理盐水漱口，酌情使用氯己定漱口液。1 岁以下患儿可采用棉签蘸淡盐水或生理盐水擦拭。伴有生殖器或直肠肛门病变者，建议使用温水坐浴缓解症状。

（二）积极控制高热

补充足够的营养及水分，维持水、电解质平衡。对于体温较高者，以物理降温为主；当体温达到 38.5℃ 以上，可给予解热镇痛药，注意防止因大量出汗引发的虚脱。

（三）缓解疼痛症状

如因头痛、皮损或淋巴结肿大导致疼痛明显时，可酌情使用镇痛药物。对于脑炎引起的头痛，适当给予镇静、脱水和降压治疗。

经治疗后，如患者体温正常，临床症状明显好转，且病变结痂脱落，不具有传染性，可出院。若痂皮未完全脱落而出院者，应做好社区交接和管理工作。

（四）眼部并发症管理

如果怀疑猴痘病毒感染导致眼部受累，则应考虑进行眼科会诊，以全面评估并持续监测患者的病情和疾病程度，尤其是在视力改变、眼痛或发红加重的情况下。

眼科评估及辅助检查　在评估眼部结构的稳定性时，应根据临床表现判断。如果存在角膜溃疡或疼痛剧烈的病变部位，应谨慎采集拭子。裂隙灯检查和散瞳眼底镜检查有助于确定病变是否累及眼前节结构（结膜、角膜、虹膜）或后节结构（视网膜、神经、脉络膜）。在裂隙灯生物显微镜下检查患者时，建议采取感染预防和控制措施，并注意做好设备消毒工作。急性猴痘病毒感染目前可以通过 PCR 检测进行诊断。对于眼部结膜受累患者，结膜病变部位可使用 RT-PCR 检测拭子，用于确认是否存在猴痘病毒感染。

治疗　对于所有重症猴痘患者，包括合并眼部并发症的患者，都应考虑采用全身性抗病毒治疗。欧美目前所用的药物 tecovirimat，通常用于全身治疗。如果患者的胃肠道吸收能力较弱，也可以考虑静脉注射。需要注意的是，目前我国尚未批准该药物的使用。此外，目前尚缺乏关于 tecovirimat 在眼部表面或更深层结构中渗透水平的药代动力学数据。

对于眼部并发症的治疗，局部治疗已被证实有效。三氟尿苷是一种局部抗病毒药物，用于治疗单纯疱疹性角膜炎。对于猴痘病毒结膜炎,可考虑使用三氟尿苷。对于猴痘病毒角膜炎,建议由眼科医生协助诊疗后使用该药物。此外,对于角膜疾病(包括角膜溃疡)患者,可考虑使用局部润滑剂和/或抗生素来预防细菌重叠感染。

第七章　猴痘患者照护管理

第一节　照护管理概述

猴痘患者的照护管理是贯穿诊疗全过程的关键环节,其核心目标是帮助患者恢复健康、缓解症状、提高患者的整体生活质量。对于轻中症患者,照护的重点是防止病情加重,并保证其心理健康和生活质量不受严重影响;而对于重症患者,则需要提供更密切的护理,注意并发症预防及情绪管理。

照护不仅是临床治疗的延伸,还包括情感支持、社会支持和自我管理的教育。通过系统的照护,患者可以获得全面的身心健康恢复,有效降低疾病复发率,并更好地适应感染后的生活变化。

在不同病程阶段,照护猴痘患者都可能会面临一系列挑战,包括皮肤完整性受损、情绪控制不良、沟通障碍等。通过科学照护,解决临床症状,促进患者在身体、心理、社会三个层面上获得平衡和恢复,是照护管理的最终目标。为达成这一目标,通常需要多学科团队的紧密合作,针对不同患者的具体需求,制订个性化的照护计划。

第二节　猴痘疾病照护相关预测/评估模型

一、猴痘疾病严重程度预测模型

疾病严重程度分级是一种基于患者感染严重性进行排序的方法,它帮助医疗人员识别需要紧急干预的患者、可以暂时等待医疗资源的患者,以及可能需要根据特殊情况进行个性化处理的患者。分级分诊是区分疾病严重程度的重要措施之一。其是在筛查后,根据特定标准或利用特定工具(例如疾病严重性、并发症发生风险等)对患者进行优先级排序的过程。这一过程不仅限于初步筛查后的分类,还可以在患者的整个就医过程中,随着病情的变化进行动态评估。

尽管猴痘在一定程度上是一种自限性疾病,目前全球流行的毒株致死率相对较低,绝大部分患者都是轻度或无并发症的临床表现,但猴痘在人群中的传播能力及其潜在的公共卫生威胁不容忽视。截至 2024 年 8 月,仅非洲地区就报告了超过 500 例猴痘死亡病例。早期识别高风险患者,并对其进行强化监测和治疗,是降低并发症发生率和病死率的关键。

为了确保评估结果的可靠性和一致性,医务人员可以借助科学的预测工具和标准实现这一目标。目前学界广泛认同的疾病严重程度预测因子通常包括以下几个方面:发热(持续高热常提示病情加重)、皮疹数量(皮疹越多,提示感染范围越广,严重程度越高),以及黏膜受累情况(如口腔、咽部或生殖器的病变)等。此外,继发性细菌感染的风险、患者的免疫功能状态(例如 HIV 感染者的 CD4$^+$ T 细胞计数)也是常见的预测因子。

(一)分级分诊工具

在 2022 年疫情扩散到非洲以外国家的初期,为了应对猴痘疫情并满足患者的照护需求,世界卫生组织提出使用跨学科综合分级分诊工具作为猴痘处理的参考方案。该跨学科工具旨在为成人和儿童提供一套全面的分诊方案,帮助医疗机构优先处理病情较为严重的患者。该工具将分诊内容分为红、黄、绿三个层级:红色用于标识需要紧急医疗干预的患者,这些患者通常生命体征不稳定、存在呼吸困难或病情正在快速恶化;黄色适用于病情需要监控但暂无生命威胁的患者,他们通常症状较明显但生命体征稳定;绿色用于标识症状较轻或无明显症状的患者,这些患者可以等待或接受门诊治疗。

尽管该工具具有一定的参考价值,但它在猴痘疫情中的应用仍存在局限性,尤其是在症状评估和护理需求确定方面。因此,临床上需要一种专门针对猴痘疾病设计的分级或预测工具,以便更好地评估疾病的严重程度,优化治疗方案。

(二)猴痘疾病重症倾向的预测模型

随着猴痘疫情的不断演变,以及与之相关的研究不断涌现,意大利的一项研究提出了一个初步的猴痘严重程度评估方法。该方法通过临床和实验室数据,为猴痘病情的评估提供了更系统化的手段。研究基于患者的皮疹数量、损伤范围、发热情况、全身症状以及实验室检查结果,构建了一个预测猴痘疾病重症倾向的模型。该模型的预测因子包括皮肤损伤情况、全身症状和实验室指标等多个方面。

在上述预测因子中,皮肤损伤数量和病变累及躯体部位是关键预测因子,在模型中占据的权重最高。尤其是在损伤出现于黏膜部位时,患者更易发展为重症(表 7-2-1)。

表 7-2-1　猴痘疾病重症倾向预测模型

预测因子	轻度预警	进展期	高危状态
皮肤病变	皮肤病变数量较少,皮疹局限,通常出现在躯干或四肢,少于 20 个	面部、手掌、足底等特定部位出现皮损,病变开始扩展	咽部、眼部、肛周、生殖器等黏膜部位发生病变,皮损广泛且深层受累
全身症状	轻度发热、淋巴结肿大、轻度咽痛,症状较轻	广泛性淋巴结肿大,发热加重,咽痛加重,可能伴头痛或肌肉酸痛	高热、持续性咽痛、扁桃体炎症,广泛淋巴结肿大,症状严重影响日常活动
实验室指标(上呼吸道标本核酸检测)	核酸检测 Ct 值低于 31,炎症指标(如 CRP、白细胞计数)正常或轻度升高	核酸检测 Ct 值低于 31,炎症指标(如 CRP、白细胞计数等)轻度升高	核酸检测 Ct 值持续低于 31,炎症指标(如 CRP、中性粒细胞/淋巴细胞比值)持续升高

Ct 值. cycle threshold,循环阈值。

在临床上,将患者情况与上述预测模型进行比对,得出分级预测结果(表 7-2-2)。

表 7-2-2 猴痘疾病重症倾向预测结果

分类	症状表现	呼吸道样本核酸检测 Ct 值	炎症标志物
轻症	少量皮损,皮疹局限,无明显全身症状或仅有轻微发热	>35	—
重症倾向	广泛皮疹,局部或黏膜受累,伴有发热、淋巴结肿大	31~35	—
重症	病变广泛,出现严重的黏膜受累,伴有高炎症标志物,如 C 反应蛋白和中性粒细胞/淋巴细胞比值升高	<31	升高

"—"表示在轻症和重症倾向的情况下,炎症标志物的变化通常不明显,或者没有显著升高,因此可以视为无相关异常。

尽管意大利的这项研究为临床提供了有价值的参考,但在实际应用中,预测因子的选择和权重仍存在一定的主观性,存在一定的局限性。

（三）猴痘严重程度评分系统

另外一个预测猴痘严重程度的评分系统（Mpox Severity Scoring System,MPOX-SSS）采用评分法。该系统是基于 7 个临床变量建立的预测模型,包括皮肤损伤数量、病变受累的解剖范围、损伤融合情况、是否继发细菌感染、黏膜受累范围、所需护理强度（分为门诊治疗、普通病房住院及重症监护三个层级）、有无镇痛需求。通过对这些变量进行量化评分,MPOX-SSS 可以量化评估患者的病情。分数越高代表病情越严重,分数范围 1~23 分。具体而言,总分 0~7 分预测为轻症;总分 8~11 分预测为有重症倾向;总分 12~18 分预测为重症病例,总分 19 分及以上预测为极其严重的病例,可能存在更加复杂的临床表现（表 7-2-3）。

表 7-2-3 猴痘严重性评分系统（MPOX-SSS）

评价内容	评分				
	0 级 （0 分）	1 级 （1 分）	2 级 （2 分）	3 级 （3 分）	4 级 （4 分）
皮疹的数量/个	0	1~9	10~99	≥100	
皮疹累及解剖范围: • 头部/颈部 • 胸部/腹部 • 背部 • 腹股沟/臀部/肛门 • 左臂 • 左手 • 右臂 • 右手 • 左腿 • 左脚 • 右腿 • 右脚	0	1~3 个部位	4~6 个部位	7~9 个部位	10~12 个部位
有无≥2cm 皮肤融合病变	无	有			
有无合并细菌感染	无	有			

评价内容	评分				
	0 级 (0 分)	1 级 (1 分)	2 级 (2 分)	3 级 (3 分)	4 级 (4 分)
受影响的黏膜区域（以下 4 个部位中） ● 肛门直肠 ● 口咽 ● 生殖器（仅黏膜） ● 眼部病变	0		1 个部位	2 个部位	≥3 个部位
护理需求强度		门诊治疗	普通病房住院	重症病房治疗	死亡
镇痛需求	不需要镇痛药	非处方镇痛药（包括外用）	处方镇痛药（包括外用）	住院口服镇痛药	需住院通过静脉注射镇痛药

1. 评估说明：对 7 个评价内容（行）中的每一个变量，通过在该框中打"×"标记当前变量的状态，并据此进行评分。

2. 得分：对于每个选项，该变量的分数与相应的等级对应（如共 10~100 个皮疹为 2 级，因此此项评分为"2 分"），将每行的分数相加可以获得总严重性评分（范围应为 1~23 分），然后在已完成的表单顶部输入评估分数。

3. 灰色区域表示不设定该等级的评分。

MPOX-SSS 在临床上进行验证的结果也进一步证明了其有效性。在一项回顾性研究中，对 200 名确诊猴痘患者的评分进行评估，结果显示 MPOX-SSS 在区分不同病情严重程度的患者方面表现良好。评分高于 8 的患者通常需要接受更密集的治疗，例如住院治疗或使用特定药物（如 tecovirimat）。合并 HIV 感染并且 $CD4^+$ T 细胞计数低于 200 的患者，评分中位数为 10，而 $CD4^+$T 细胞计数大于 200 的患者评分中位数为 8，这表明免疫功能较弱的患者更容易发展为重症。对病情进展的动态监测显示，MPOX-SSS 能够跟踪和预测患者病情的变化。此外，该预测模型还展示了较高的灵敏度和特异度。当使用 8 作为区分轻症和重症的临界值时，该预测模型的灵敏度为 81%，特异度为 86%，这意味着该工具能够有效识别需要紧急治疗的患者。

MPOX-SSS 的简便性和高效性使其非常适用于临床实践，不仅可以用于初步筛查，还可以在疾病发展过程中通过重复测量监测病情变化，指导医护人员动态调整治疗方案，做出诊疗照护决策。

（四）不同评级患者的照护重点和照护原则

在猴痘患者管理中，针对不同严重程度的患者，需要根据其病情的轻重缓急制定不同的照护重点和照护原则。由于猴痘的临床表现从轻度到重度不等，患者的护理需求也相应变化。合理制定分级照护方案，不仅有助于优化医疗资源的配置，还能显著提高患者的康复率，减少并发症的发生。

1. 轻症患者　对于评估属于轻症的患者，照护的重点为体征、症状以及常规监测指标。照护原则应以预防病情恶化为重点。轻症患者通常不需要住院治疗，但须定期进行随访和监测，以确保病情得到有效控制并保持在早期阶段。照护人员还应为患者提供全面的健康教育，帮助他们了解疾病知识。同时，指导患者自行监测体征变化，如皮肤损伤和体温波动等，以避免信息不足导致的过度焦虑。尽管无症状或轻症患者的身体症状较轻，但由于对疾病的不确定性，他们可能会承受较大的心理负担。照护人员应在此阶段提供适当的心理支持,帮助患者缓解焦虑情绪,增强他们应对疾病的信心,从而促进其身心健康的平衡。

2. 重症倾向患者　重症倾向患者有病情恶化的风险,因此应重点关注患者的呼吸系统、皮肤黏膜状况和免疫功能等。首先,定期监测患者是否有呼吸困难、呼吸急促等表现,并评估呼吸频率及血氧饱和度,确保及时发现并处理呼吸系统异常。其次,对于皮肤损伤范围广泛且持续恶化的患者,须进行密切监控,并警惕继发性感染的风险。最后,还需要监测患者的免疫功能,尤其是免疫力低下的患者(如 HIV 感染者或其他慢性病患者),观察其是否有感染风险加重的迹象。

照护应重点强调早期干预、综合照护和制订个性化护理计划,以确保重症倾向患者得到适时且全面的管理。首先,早期干预是关键,一旦发现患者病情有加重趋势,必须迅速采取预防性措施,如加强抗病毒治疗或应用抗感染药物,以预防继发性细菌感染。其次,综合照护至关重要,特别是对于那些呼吸困难或皮肤广泛受损的患者,可能需要多学科共同介入,例如皮肤科和呼吸科专家的联合管理。最后,根据评估结果,制订个性化护理计划,确保护理方案适合患者的具体需求,以促进病情的控制和恢复。

3. 重症患者　对于重症患者的护理,需要密切关注他们的生命体征、实验室指标,并时刻准备应对可能的并发症。必须持续监测患者的生命体征,如血压、心率、呼吸频率和血氧饱和度,以预防诸如败血症或多器官衰竭等严重并发症的发生。与此同时,定期检查血常规、肝肾功能和电解质平衡等实验室指标,有助于评估感染的严重程度和患者的整体生理状态,从而及早发现潜在的器官损伤或电解质失衡。此外,重症患者极易出现并发症,如呼吸衰竭、败血症和急性肾损伤,因此必须重点筛查这些问题的早期迹象。一旦病情恶化,须立即采取积极干预措施,包括加强抗病毒治疗,提供机械通气以及使用静脉营养等支持性治疗。重症患者的护理通常需要多学科团队的密切协作,包括 ICU 护士、呼吸科专家、皮肤科医生等共同参与,确保患者在呼吸支持、皮肤损伤管理以及心理支持等方面得到全面照护。

二、其他综合情况评估及工具

除了针对猴痘本身症状和体征的预测模型,临床上还有许多常用于评估患者整体健康和风险状态的工具,这些工具与猴痘患者的护理密切相关。以下介绍几种与猴痘患者相关性较大的评估工具,帮助医护人员进行全面护理评估。

(一)生活自理能力评估

感染猴痘可能对患者的自理能力产生多方面的影响,尤其是在患者经历较严重的症状或并发症的情况下。猴痘皮肤病变和疼痛可能会限制患者的日常活动,如进食、穿衣、洗澡和行动;当黏膜受累时,如口腔、咽喉或眼睛,这些部位的感染会引发疼痛、吞咽困难和视力问题;发热和全身不适会导致患者疲劳、虚弱,削弱其自理能力;猴痘的并发症可能进一步限制患者的自理能力,尤其是在免疫力低下的人群(如 HIV 感染者)中;感染猴痘可对患者的心理状态产生影响,导致焦虑和依赖增加等。因此,猴痘感染不仅仅是皮肤病变和发热的问题,它可能通过多种方式影响患者患病期间的生活自理能力,特别是在重症患者或发生并发症的患者中。

生活自理评估量表(Basic Activities of Daily Living,BADL)是一种用于测量患者在日常生活中基本自理能力的工具。该量表特别适用于住院和康复的患者,有助于医务人员了解患者当下的生活自理能力。

BADL 从六个维度评估自理能力,具体包括:能否在无外界的帮助下独立完成进食(自己准备食物并进食)、穿衣(独立选择并穿脱衣物)、如厕(独立使用卫生间,包括转移和清洁)、洗澡(独立完成洗浴)、移动(独立行走或从床到椅子的转移等)和个人卫生(自行进行面部清洁、刷牙、梳头等基本个人护理活动)。

BADL 的评估过程通常由照护人员通过观察和与患者的沟通来进行。照护者会记录患者在每个活动中的独立性水平。每一项任务的评估结果通常被划分为以下几种等级。①独立:患者能够完全独立完成该任务,无需他人帮助。②部分依赖:患者可以部分完成该任务,但需要某种程度的帮助,如物理支持或口头指导。③完全依赖:患者无法进行该任务,需要他人全程帮助。

在评估过程中,照护人员可能会通过询问患者的日常表现,或直接在日常活动中观察其行为,来获取评估信息。评估结果采用打分系统进行量化,其中独立完成一项任务可能获得满分,部分依赖或完全依赖则分别减分。总分越高表示患者的自理能力越强。

BADL 通过表格内容来记录并计算患者的生活自理能力总分,并根据总分进行分类:<20 分为极严重功能缺陷,生活上完全需要依赖;20~39 分为生活上需要很大帮助;40~60 分为生活上需要部分帮助;>60 分为生活基本自理。详见表 7-2-4。

表 7-2-4　生活自理评估量表(BADL)

评估项目	具体情况	分值/分	评分
大便	昏迷或失禁	0	
	偶有失禁,每周 <1 次	5	
	控制	10	
小便	失禁、昏迷或由他人导尿	0	
	偶有失禁,24h<1 次	5	
	控制	10	
修饰	需要帮助	0	
	自理洗脸、梳头、刷牙	5	
如厕	依赖他人	0	
	需要部分帮助	5	
	自理	10	
进食	较多或完全依赖	0	
	需要部分帮助(切面包抹黄油、夹菜、盛饭等)	5	
	完全自理(不包括去做饭)	10	
转移	完全依赖	0	
	需大量帮助(1~2 人身体帮助,能坐)	5	
	需言语或身体帮助	10	
	自理	15	
活动	不能步行	0	
	在轮椅上能独立行动	5	
	需要他人协助步行	10	
	独立步行	15	

续表

评估项目	具体情况	分值/分	评分
穿衣	依赖他人	0	
	需要协助	5	
	自理	10	
上下楼梯	不能	0	
	需要协助	5	
	自理	10	
洗澡	依赖	0	
	自理	5	
总分			

<20分为极严重功能缺陷,生活完全依赖;20~39分为生活需要很大帮助;40~60分为生活需要帮助;>60分为生活基本自理。

BADL 的应用不仅限于评估患者当前的自理能力,还帮助护理人员判断患者是否能够独立完成生活中的基本任务,并确定哪些患者需要额外的帮助。此外,BADL 还可以用于跟踪患者的康复进展,通过定期重新评估其能力,及时调整护理计划。如果评估发现患者在某些活动中自理能力下降,照护团队可以及时干预,预防进一步恶化。

（二）营养评估

营养评估是住院患者整体照护管理中重要的一部分,尤其对于感染性疾病或免疫功能低下的患者,如猴痘感染者,合理的营养支持对患者康复至关重要。营养状况不仅直接影响患者的免疫系统功能,还会对创面愈合、感染控制以及整体康复进程产生深远影响。研究表明,营养不良的患者往往面临更高的并发症发生风险,如感染、伤口愈合延迟以及住院时间延长。因此,及时进行营养评估,有助于医护人员及早发现患者的潜在营养问题,并据此制定个性化的营养支持方案,促进病情恢复,减少并发症发生。

营养风险筛查 2002（Nutritional Risk Screening 2002, NRS 2002）是一个适用于 18~90 岁住院患者的营养风险筛查工具,用于评估患者是否有营养不良的风险,并据此提供营养支持建议。该工具综合考虑体重变化、饮食摄入减少情况、疾病严重程度和年龄等多项指标,能够快速、有效地筛查出需要额外营养支持的患者,从而帮助医护人员提升患者的整体健康水平。

NRS 2002 的主要评估要素包括以下几点。①体重变化:评估患者近期体重变化的幅度（例如 1 个月内体重下降的百分比）,体重显著下降是营养不良的一个重要标志。②饮食摄入减少:评估患者过去一周的饮食摄入是否显著减少,并确定摄入减少的具体比例,以此作为评估能量摄入是否充足的重要指标。③疾病严重程度:根据患者所患疾病的严重程度进行评分,因为不同的疾病可能导致不同的营养需求。例如,急性或重症患者往往需要更多的营养补充,以支持身体应对疾病的代谢需求。④年龄因素:对年龄大于 70 岁的患者会给予额外关注,因为老年患者往往更容易发生营养不良。

NRS 2002 采用评分系统,分为初筛和详细筛查两个阶段。初筛阶段通过简要询问来快速判断是否需要进一步的详细筛查。如果患者符合以下条件之一,则进入详细筛查阶段:近期有体重下降、饮食摄入显著减少、处于严重疾病状态、年龄超过 70 岁。详细筛查基于四个要素进行评分:营养状况指标（体重变化、饮食摄入减少等）、疾病严重程度和年龄,具体评分内容如表 7-2-5。

表 7-2-5 营养风险筛查 2002（NRS 2002）

一、营养状态受损评分		
营养状况指标（单选）		**分数/分**	**若"是"请打钩**
正常营养状态	没有	0	
3 个月内体重丢失 >5% 或食物摄入比正常需要量低 25%~50%	轻度	1	
一般情况差或 2 个月内体重丢失 >5% 或食物摄入比正常需要量低 50%~75%	中度	2	
BMI<18.5kg/m² 且一般情况差［因严重胸腔积液、腹水、水肿得不到准确 BMI 值时，无严重肝肾功能异常者，用白蛋白水平 <30g/L 替代（按 ESPEN2006）］ 或 1 个月内体重丢失 >5%（或 3 个月体重下降 15%） 或者前 1 周食物摄入比正常需要量低 75%~100%	重度	3	
	合计		

二、疾病的严重程度评分		
疾病的严重程度（请在相应疾病打钩）		**分数/分**	**若"是"请打钩**
正常营养需要量	没有	0	
需要量轻度提高：慢性疾病患者因出现并发症而住院治疗,病人虚弱但不需卧床。如髋关节骨折、慢性疾病有急性并发症者	轻度	1	
需要量中度增加：患者需要卧床，蛋白质需要量相应增加。如脑卒中、重症肺炎、血液系统恶性肿瘤、结核引起的严重肺损伤、败血症、病情危重者	中度	2	
需要量明显增加：患者在加强病房中靠机械通气支持或其他须进入 ICU 监护的患者	重度	3	
	合计		

三、年龄	
年龄/岁	**分数/分**
>70	1

四、总分
上述三项合计分数

总分≥3 分:患者有营养不良的风险，需营养支持治疗。

关于表中"疾病的严重程度评分"说明：

1 分,慢性疾病患者因出现并发症而住院治疗。病人虚弱但不需卧床。蛋白质需要量略有增加,但可通过口服补充来弥补。

2 分,患者需要卧床,如腹部大手术后。蛋白质需要量相应增加,但大多数人仍可以通过肠外或肠内营养支持得到恢复。

3 分,患者在加强病房中靠机械通气支持。蛋白质需要量增加而且不能被肠外或肠内营养支持所弥补。但是通过肠外或肠内营养支持可使蛋白质分解和氮丢失明显减少。

评分范围为0~7分,得分0~2分者判定为低风险患者,通常不需要额外的营养支持。对这些患者进行常规的饮食和健康监测即可。得分≥3分者为有营养风险的患者,此类患者需要进行进一步的营养干预。

(三)疼痛评估

猴痘患者因皮肤损伤常常经历不同程度的疼痛,特别是在皮肤病变广泛且黏膜受累的情况下,尤其是病变部位在手掌、足底、面部或生殖器等敏感区域时。疼痛会进一步加重患者的身心负担。由于疼痛的强度和耐受度因人而异,对每位患者进行个性化疼痛评估和管理至关重要。有效的疼痛管理不仅有助于减轻患者的身体不适感,还能促进患者康复,减少并发症的发生。

疼痛评估的工具形式多样,能够帮助医护人员基于患者的主观疼痛感受制定个性化的治疗方案。通过使用这些工具,医护人员不仅可以准确量化疼痛的强度,还能够识别疼痛的性质、持续时间和对患者日常生活的影响。这种评估能够为疼痛管理提供重要依据,确保镇痛药物和治疗方案的调整基于患者的真实感受,而非仅凭外部观察。例如,视觉模拟评分法(visual analogue scale,VAS)提供了一种直观简单的方式,让患者直接标注自己的疼痛强度;而麦吉尔疼痛问卷则通过详细描述疼痛的性质,帮助医护人员了解疼痛的具体特征,如刺痛、灼痛或钝痛。

VAS是一种最常用的疼痛评估工具,通过一条标记"无痛"(0分)到"剧痛"(10分)的直线,让患者自行在直线上标出自己感受到的疼痛强度。VAS评分从无痛到重度疼痛可以分为四个区间,其中0分表示"无痛",10分表示"剧烈疼痛"(图7-2-1)。

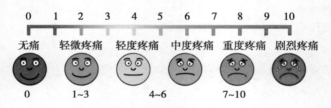

图 7-2-1　疼痛视觉模拟评分法

这种工具简单且易于使用,适用于各种年龄段和语言能力的患者。它帮助医务人员直观地了解患者的疼痛强度,进而决定是否调整镇痛药物剂量。VAS的设计充分考虑了患者的主观感受,使得患者能够独立表达自己的疼痛水平,而不受医护人员主观判断的影响。其灵活性强,可以用于各种类型的疼痛评估,包括急性疼痛、慢性疼痛、术后疼痛等。评分结果可以分为四区间(表7-2-6),医务人员根据评分结果,选择合适的干预措施。但同时,由于VAS依赖于患者的主观感受,可能并不适用于认知能力受限或语言表达困难的患者(如痴呆患者或儿童)。此外,某些患者可能难以准确定位自己的疼痛强度,尤其是在疼痛感波动较大的情况下。因此,医务人员在临床使用中应根据患者的具体情况灵活选择。

表 7-2-6　VAS 评分区间结果解读

疼痛评分	疼痛程度	患者感受	对日常活动的影响	是否需要强效镇痛药物
0分	无痛	无	无	否

续表

疼痛评分	疼痛程度	患者感受	对日常活动的影响	是否需要 强效镇痛药物
1~3 分	轻度疼痛	能够忍受	不受影响	否
4~6 分	中度疼痛	明显不适	可能影响,轻度影响睡眠	一般不需要
7~10 分	重度疼痛	非常强烈	严重影响,不能入睡或痛醒	可能需要

(四)跌倒风险评估

猴痘患者,尤其是那些经历严重症状如发热、乏力和虚弱的患者,由于这些症状可能会影响患者的行动能力、平衡感和协调性,住院期间或接受家庭护理时,可能面临较高的跌倒风险。评估跌倒风险对于防止跌倒引发的伤害至关重要,特别是老年患者或免疫功能低下的群体(如 HIV 感染者),跌倒可能会进一步加重病情并延长康复时间。

Morse 跌倒量表(Morse Fall Scale,MFS)是一种在医院环境中广泛使用的快速、简便的跌倒风险评估工具,适用于各种住院患者的跌倒风险预测。该工具通过综合评估六个关键因素,将患者的跌倒风险量化为一个具体得分,从而帮助医护人员采取针对性的预防措施。MFS 在临床使用中展现出的有效性和易操作性,使其成为护理人员评估患者跌倒风险的重要工具。

MFS 通过评估以下六个因素来计算患者的跌倒风险得分:是否有跌倒史、是否有并发症、是否使用辅助行走器具、是否接受静脉治疗、步态情况和精神状态。MFS 总分由上述六个评估因素的得分相加得出,根据总分对患者的跌倒风险进行分类,具体评估内容如表 7-2-7。

表 7-2-7　Morse 跌倒量表(Morse Fall Scale,MFS)

评估项目	具体情况	分值/分	评分
跌倒史	无	0	
	有	25	
超过一个疾病 诊断	无	0	
	有	15	
使用助行器具	没有需要/卧床休息/坐轮椅/护士帮助	0	
	依扶手杖/助行器	15	
	拐杖/手杖/助行器	30	
静脉输液	否	0	
	是	20	
步态	正常/卧床休息/轮椅	0	
	虚弱	10	
	功能受损	20	
精神	正确评估自我能力	0	
	高估/忘记限制	15	
总分			

MFS 风险等级:<25 分为跌倒低风险,25~45 分为跌倒中风险,>45 分为跌倒高风险。

为预防跌倒,制定了一系列相关措施,涵盖基本措施、健康状况评估、用药及治疗监测、环境安全管理以及其他注意事项。

基本措施:

1. 引导患者熟悉周围环境。

2. 在显眼位置悬挂跌倒风险警示牌。

3. 安全转运患者,患者外出检查时佩戴跌倒风险袖标。

4. 卧床休息时放低床身,固定床刹并加装床栏。

5. 离床转移时指导患者不要跨越床栏。

6. 将呼叫铃置于患者触手可及范围内。

7. 将个人物品放在安全且患者易拿到的地方。

8. 确保鞋及衣裤大小合适,鞋底坚硬且具有防滑功能。

健康状况相关措施:

1. 患者头晕时,应执行"起床三部曲"。

2. 离床活动或外出检查时,必须有人陪同。

3. 在患者行走或进行功能训练时提供帮助。

4. 烦躁或谵妄患者应安排在靠近护士站的病房。

5. 根据医生指示,酌情对烦躁或谵妄患者进行约束。

6. 安排陪护人员对患者进行陪护。

用药及治疗相关措施:

1. 观察患者使用睡眠药、降压药、降糖药、利尿药等药物后的反应及副作用。

2. 对手术、分娩及接受特殊治疗的患者及时进行风险评估,并告知其潜在风险。

环境管理措施:

1. 确保病房内光线充足。

2. 适时使用夜灯或辅助灯光。

3. 确保地面平整、干净、不潮湿。

4. 迅速清理任何泼溅物。

5. 保持通道畅通无阻。

6. 危险区域应有明确的警示标识。

7. 在浴室和走廊安装安全扶手。

其他注意事项:

1. 禁止倚靠不稳定的家具。

2. 指导患者及陪护人员掌握预防跌倒的方法及注意事项。

3. 在使用轮椅时,确保患者佩戴安全腰带。

4. 确保座椅和坐便椅稳固且固定。

低风险(<25 分):此分数范围内的患者跌倒风险较低,一般只需基础护理干预。

中等风险(26~45 分):此类患者存在一定的跌倒风险,需采取预防措施,如调整环境、提供帮助等。

高风险(>45 分):分数超过45 分的患者跌倒风险较高,需进行密切监护,并采取全面的预防措施。

（五）猴痘患者心理评估

猴痘患者因疾病症状带来的不适、社会隔离以及社会污名化等，常常面临复杂的心理挑战。感染猴痘后，患者不仅要应对生理上的疼痛与不适，而且还要承受巨大的心理压力。常见的心理问题包括焦虑、抑郁、恐惧、羞耻感和社会隔离带来的孤独感。为应对这些心理问题，心理评估工具可以帮助医护人员早期识别患者的焦虑和抑郁症状，进而提供个性化的心理干预。

医院焦虑抑郁量表（Hospital Anxiety and Depression Scale，HADS）是一种筛查患者焦虑和抑郁症状的常用工具。该量表主要用于住院患者的心理健康筛查，帮助医护人员快速识别患者是否存在焦虑或抑郁情绪。HADS 特别适用于有身体疾病的患者，因为它避免了将躯体症状（如失眠、食欲缺乏）与心理症状混淆，这对感染性疾病患者，尤其是像猴痘这样的疾病患者，尤为重要。

HADS 共 14 个条目，分为两个子量表，分别用于评估焦虑(7 个条目)和抑郁(7 个条目)，每个条目按 0~3 分的评分系统记录，总评分范围为 0~21 分。患者需要根据过去一个月的感受进行自我评估。8 分或以上判定为可能存在焦虑/抑郁，相反，7 分及以下则可认为患者不存在焦虑/抑郁。量表条目内容如表 7-2-8。

表 7-2-8　医院焦虑抑郁量表（HADS）

住院号	姓名	评定日期

这个测量表为帮助医生了解患者情绪而设定。如果医生了解您的情绪变化，他们就能给您提供更多的帮助。请您阅读以下各个项目，在其中最符合您过去一个月的情绪评分上画一个圈。对这些问题的回答不要做过多的考虑，立即做出的回答往往更符合实际情况。

1. 我感到紧张（痛苦）（A）:
   根本没有——0 分
   有时候——1 分
   大多时候——2 分
   几乎所有时候——3 分
2. 我对以往感兴趣的事情还是有兴趣（D）:
   肯定一样——0 分
   不像以前那样多——1 分
   只有一点——2 分
   基本上没有了——3 分
3. 我感到有点害怕，好像预感到什么可怕的事情要发生（A）:
   根本没有——0 分
   有一点，但并不使我苦恼——1 分
   是有，不太严重——2 分
   非常肯定和十分严重——3 分
4. 我能够哈哈大笑，并看到事物好的一面（D）:
   我经常这样——0 分
   现在已经不太这样了——1 分
   现在肯定是不太多了——2 分
   根本没有——3 分
5. 我的心中充满烦恼（A）:
   偶然如此——0 分
   时时，但并不轻松——1 分
   时常如此——2 分
   大多数时间——3 分

6. 我感到愉快(D)：
    大多数时间——0 分
    有时——1 分
    并不经常——2 分
    根本没有——3 分

7. 我能够安闲而轻松地坐着(A)：
    肯定——0 分
    经常——1 分
    并不经常——2 分
    根本没有——3 分

8. 我对自己的仪容失去兴趣(D)：
    我仍然像以往一样关心——0 分
    我可能不是非常关心——1 分
    并不像我应该做的那样关心——2 分
    肯定——3 分

9. 我有点坐立不安,好像感到非要活动不可(A)：
    根本没有——0 分
    并不很多——1 分
    是不少——2 分
    非常多——3 分

10. 我对一切都是乐观地向前看(D)：
    差不多是这样做——0 分
    并不完全是这样做——1 分
    很少这样做——2 分
    几乎从不这样做——3 分

11. 我突然发现有恐慌感(A)：
    根本没有——0 分
    并非经常——1 分
    时常——2 分
    确实很经常——3 分

12. 我好像感到情绪在渐渐低落(D)：
    根本没有——0 分
    有时——1 分
    很经常——2 分
    几乎所有时间——3 分

13. 我感到有点害怕,好像某个内脏器官变化了(A)：
    根本没有——0 分
    有时——1 分
    很经常——2 分
    非常经常——3 分

14. 我能欣赏一本好书或意向好的广播或电视节目(D)：
    常常如此——0 分
    有时——1 分
    并非经常——2 分
    很少——3 分

评分标准：

本表包括焦虑和抑郁 2 个亚量表,分别针对焦虑(A)和抑郁(D)问题,各有 7 题。

焦虑和抑郁亚量表的分值划分：

0~7 分属无症状；

8~10 分属可疑存在；

11~21 分属肯定存在。

在评分时,以 8 分为起点,即可疑存在及肯定存在均为阳性。

针对焦虑和抑郁评分较高的猴痘患者,医护人员可以提供心理支持,如心理咨询或药物治疗,以减轻他们的精神负担。将生理护理与心理干预相结合,能够更全面地改善患者的整体健康状况。应用 HADS,可以对猴痘患者的心理健康进行系统化评估,从而为医护人员提供科学依据,以便及时提供心理支持和治疗,帮助患者更好地应对疾病带来的身心双重挑战。

第三节　皮肤和黏膜照护

猴痘患者常表现为皮肤和黏膜的损伤,这些病损可以出现在身体的任何部位。在当前暴发的疫情中,除面部、四肢受累外,许多患者在肛门生殖器区域及其他黏膜(如眼、口腔等)区域也出现了皮损。照护的核心在于有效管理皮肤病变和黏膜损伤,预防继发感染,促进皮损愈合,并尽可能减少瘢痕形成或者色素沉着。尽管目前关于猴痘感染中皮疹管理的数据和研究相对有限,但其他感染性皮肤病变的照护信息仍可以为临床实践提供指导和参考。

一、皮肤病变的照护

猴痘患者常见的皮肤损伤包括丘疹、斑丘疹、水疱、脓疱、结痂和瘢痕等,这些损伤的护理旨在促进愈合、预防继发感染并减少瘢痕形成。

皮肤护理的首要原则是尽量保持皮肤的完整性,避免破损,以防止继发感染。患者自我管理也至关重要。护理人员应教育患者剪短指甲,避免抓挠皮损或撕去痂皮,以防进一步损伤。一般不建议遮盖皮疹,要保持通风。然而,在居家隔离时,暴露皮疹的同时需要采取隔离措施,如着柔软长衣长裤,防止病毒传播。在对猴痘患者进行皮肤护理的过程中,护理人员须特别关注皮肤病变的变化,确保早期发现继发感染或病情恶化的迹象。每日对皮肤病变进行观察至关重要,尤其是水疱破裂或渗液的区域。建议观察频率为每 4~8 小时,特别是生殖器和肛周等高感染风险区域。可以使用生理盐水或 1% 聚维酮碘溶液轻轻清洁病变部位,保持皮肤清洁。在观察时,重点检查病变部位的完整性,包括水疱或脓疱是否破裂,以及破裂后渗液的情况。猴痘水疱的液体通常呈现为透明或淡黄色,位于隆起的皮疹内。随着病情发展,这些水疱可能会逐渐变为脓疱。水疱的形状通常为圆形或椭圆形,水疱壁较为坚韧,不易自行破裂。然而,随着病变的进展,水疱壁可能变薄,液体会逐渐渗出。当水疱发展成脓疱时,液体可能会变得更加浑浊,呈现黄色或绿色,此时感染的风险增加。如果水疱或脓疱破裂,须特别注意防止继发感染。此外,还须密切观察皮肤周围是否有红肿、硬结、温热、疼痛加剧等感染早期症状。若病变周围皮肤颜色发生变化或出现红斑扩展,需注意。护理人员还须观察病变部位的湿润度,保持适度湿润有助于表皮细胞迁移,促进愈合。然而,过于潮湿则可能引发感染。如患者皮肤破损处有使用敷料,理想的湿润度应是创面无过度的渗液,敷料在更换时不会粘连创面,且创面保持柔软湿润。如果创面湿润但同时红肿增加或出现脓性分泌物,可能意味着创面过湿并伴有感染风险。观察病变周围皮肤,若无水肿、发白或皱缩,说明湿润度适中。过度湿润会导致周围皮肤变白、软化或形成浸渍。此时,需减少创面的湿润度,如增加敷料更换的频率、使用红外线照射等。红外线可以通过产生热能帮助加快水分的蒸发,减少创面的湿润度。红外线还可以温和加热创面,促进血液循环,进而有助于创面的愈合。然而,过度使用红外线可能导致创面过度干燥或灼伤。因此,在使用红外线照射时,应控制照射时间和强度,避免直接照射到敏感或薄弱皮肤区域。

预防继发感染是护理工作的核心。对于水疱和脓疱,原则上不应主动穿刺。若水疱自行破裂,可使用抗菌清洗液清洁,如稀释的聚维酮碘溶液(1% 聚维酮碘)或氯己定等。对于严重的或感染风险较高的病变区域,建议使用凡士林或硅基软膏保持湿润,促进愈合。同时,可以使用无粘连敷料覆盖病变区域,进一步降低感染风险。此外,使用抗菌药膏如莫匹罗星或夫西地酸,也可有效降低继发细菌感染的风险。研究显示,使用抗菌药膏可将继发细菌感染的发生率降低 30% 以上。对于大面积的皮肤损伤,可以考虑在伤口边缘涂抹凡士林氧化锌膏,防止渗出物损伤完好的皮肤。如有需要,应尽快启动多学科合作处理,以便更全面地处理患者的皮肤问题。

对于没有并发症的猴痘患者,一般不建议使用抗生素。然而,若皮肤感染迹象明显,应结合微生物培养结果和实验室炎性指标等,综合判定是否启用抗生素治疗。在这种情况下,应与多学科团队合作,包括伤口护理专家、感染病专家和处理复杂脓肿的外科专家等。

结痂进展同样也是观察的要点。健康的结痂应均匀且干燥。若结痂下方有渗液或感染迹象,则需要及时处理。在观察过程中,还应关注患者的主观感受,询问其是否有疼痛或瘙痒加剧的情况,特别是原先无痛的病变突然变得敏感或疼痛。这些症状可能提示病情恶化。综合上述观察要点,护理人员能够有效监测病变进展,预防并发症的发生,并根据需要调整护理方案。

为加速愈合,可以使用富含透明质酸的保湿剂,防止皮肤干燥和裂开。此外,生理盐水湿敷有助于减少炎症并促进愈合过程。对于较大面积的皮肤损伤,可使用医用敷料,如水胶体敷料,进行皮肤保护。

使用硅凝胶或硅基贴片可以预防瘢痕形成。对于已愈合但留下瘢痕的区域,也可以使用硅凝胶或瘢痕软化霜,以促进瘢痕软化,减少瘢痕的可见性。同时,建议患者避免阳光直射患处,并使用广谱防晒霜(SPF 30 或更高),防止色素沉着加重。

总的来说,猴痘患者的皮肤护理包括创面的清洁与保护、预防二次感染、处理并发症、抗生素使用及患者自我管理等多个方面。护理方案应根据患者的具体情况进行调整,以确保达到最佳的照护效果。

二、黏膜损伤的照护

(一)口腔黏膜护理

猴痘患者常出现口腔溃疡、咽痛及口腔内的脓疱等症状,这些损伤会直接影响患者的进食和吞咽功能。因此,为了确保患者的口腔健康并促进伤口愈合,护理方案应以清洁、减轻疼痛及改善患者营养摄入为核心目标。

每日使用含氯己定的漱口液(如 0.12% 氯己定)可帮助清洁口腔。漱口液能有效减少口腔内细菌滋生,从而降低继发感染的风险。特别是在进食后,应鼓励患者使用漱口液进行彻底清洁,以清除食物残渣和细菌。为了保障患者按时漱口的依从性,可以在漱口液瓶上标注开启日期,由护理人员或家属每日检查漱口液的使用量,确保患者按时使用。同时,可通过记录漱口频率来判断患者是否遵从护理计划。

对于疼痛严重的患者,进食前使用局部麻醉漱口水(如利多卡因或苯佐卡因)可以有效缓解疼痛,帮助患者更舒适地进食。对于更严重的疼痛,护理人员可以考虑使用口服镇痛药物（如非甾体抗炎药）来提供持续的疼痛缓解。

对于有口腔黏膜损伤的患者,使用软毛牙刷轻柔刷牙可以减少对口腔病变区域的刺激,避免进一步损伤。如果疼痛较为明显或溃疡较为严重,可暂时避免刷牙,改用温和无刺激的口腔喷雾剂或漱口水进行清洁。在选择牙膏时,建议使用无刺激性成分的配方,避免使用含有薄荷或其他强刺激性成分的牙膏,以减少患者的不适感。总的来说,口腔护理的重点是保持口腔清洁,防止细菌感染扩散到黏膜损伤部位,促进愈合。

在进食方面,食物温度和质地对患者的舒适度有很大的影响。食物应以温凉为宜,避免过热或过冷的食物对口腔溃疡产生刺激。温度适中的食物能更容易被患者接受,并能降低疼痛加重的风险。建议患者食用柔软、易消化的食物,如温和的汤类、粥、蒸蛋、果泥等。这类食物不仅易于吞咽,还能为患者提供必要的营养。同时,应避免食用坚硬、酸性或辛辣的食物,因为这些食物可能加剧口腔黏膜损伤,增加疼痛感。选择高营养的软食能在减轻对口腔的刺激的同时,确保患者的营养摄入。尤其是在患者食欲缺乏的情况下,更应确保其能获得足够的能量和蛋白质。

在病情严重导致患者无法通过正常进食获取足够营养的情况下,可能需要采取静脉补液的方式预防脱水。同时,对于长期无法进食的患者,可能需要留置鼻胃管进行营养支持。在插管前,护理人员应全面评估患者的身体状况,特别是咽喉和消化道功能,避免鼻胃管插入时对黏膜造成进一步损伤。在留置鼻胃管期间,护理人员须每日检查鼻胃管的位置及固定情况,确保管道未移位或堵塞,防止营养液反流或因管道堵塞影响患者的营养摄入。留置鼻胃管期间应每日进行口腔清洁护理。

对于口腔黏膜损伤的患者,继发感染是需要重点防范的并发症之一。保持口腔湿润并防止病原体滋生至关重要。患者可以通过使用润滑剂,如凡士林,来保持口腔溃疡部位湿润,避免干燥导致的疼痛加重。此外,在疼痛剧烈或溃疡面积较大的情况下,应考虑联合使用抗菌药物,以预防继发性细菌感染的发生。

总的来说,口腔黏膜护理的目标是通过有效的口腔清洁、恰当的疼痛管理、合理的饮食调整,以及在必要时的营养支持,来确保患者的舒适度和营养摄入,促进黏膜的愈合并降低并发症的发生率。这需要护理人员、患者及家属的密切配合,共同维护患者的口腔健康,从而提高整体的康复效果。

（二）眼部黏膜护理

眼部黏膜护理在猴痘患者中尤为重要。尽管眼部受累的情况相对较少见,但一旦发生,可能导致严重的并发症,如角膜炎、结膜炎、眼睑炎等,在极少数情况下甚至可能引发永久性视力损失。眼部感染的发生通常是由于自体接种（如患者用手接触眼部）或病毒在周围皮肤病变中的蔓延而引起。因此,早期的预防和护理对于避免严重并发症至关重要。

首先,医护人员应教育患者严格遵守手部卫生,勤洗手,尤其是在触摸面部或眼睛之前。这样可以有效降低通过自体接种引发眼部感染的风险。此外,患者在感染期间应避免揉眼睛,特别是皮肤有病变的情况下,因为病毒可能通过接触传播到眼部。同时,建议患者在疾病期间停止配戴隐形眼镜,因为这样做会增加感染风险,并可能加重已有的眼部病变。

每日使用无菌生理盐水清洗眼部是眼部护理的重要措施,特别是在眼睛有分泌物时,这有助于清洁眼部并防止分泌物积聚。此外,对于轻度的眼部症状,如结膜炎或眼部黏膜干燥,人工泪液是首选的护理手段。人工泪液能够有效润滑眼睛,使其保持湿润,并减轻由炎症引发的不适感。每日可根据患者症状需要多次使用,以确保眼部保持适度湿润。

对于更严重的眼部损伤,如角膜炎或角膜溃疡,通常推荐使用1%三氟尿苷滴眼液。这是一种抗病毒滴眼液,通过抑制病毒DNA的复制来治疗由病毒引起的角膜炎和眼部感染。在角膜炎或其他严重的眼部感染情况下,患者通常需要定期使用此类药物,并在使用期间密切监测。因为长期使用三氟尿苷滴眼液可能会产生角膜上皮毒性,导致病情恶化并引发其他并发症,所以需要特别注意。

为了防止角膜炎等严重眼部感染患者发生继发性细菌感染,通常推荐使用广谱抗菌滴眼液或眼膏,如红霉素眼膏。这些抗菌药物有助于清除或抑制眼部可能继发的细菌感染,从而降低进一步的并发症发生风险。同时,抗菌药物应与抗病毒药物联合使用,以最大程度降低细菌和病毒共同作用带来的风险。

对于伴随严重炎症反应的患者,或那些出现视力模糊、剧烈疼痛等更严重眼部感染症状的患者,可短期应用类固醇滴眼液以控制炎症反应。然而,应严格控制类固醇的使用,且必须同时结合抗病毒治疗,以避免类固醇加重病毒感染的情况。若患者症状进一步加重,建议及时转诊至眼科,由专家进行评估和处理,以防止视力损失或其他长期并发症。

患者眼部损伤的观察频率建议每日进行2~3次,特别是在使用抗病毒或抗菌药物治疗期间,须密切监测症状的变化情况。定期眼科随访对于评估病情的进展和调整治疗方案尤为关键。通过早期干预和密切监控,大多数眼部受累的猴痘患者可以避免严重的并发症。

研究表明,约30%未接种天花疫苗的猴痘患者会出现结膜炎,而在接种过天花疫苗的患者中,这一比例明显降低至7%。此外,角膜溃疡在未接种疫苗的患者中的发生率为4%,在接种疫苗的患者中则为1%。角膜炎和光敏感症状的发生率约为22.5%。一些严重病例可出现视力损失,未接种疫苗的患者中视力损失发生率为10%,而接种疫苗的患者则为5%。因此,接种天花疫苗对预防猴痘感染和减少眼部并发症有显著效果。

(三)生殖器、会阴及肛周黏膜护理

在猴痘患者的护理中,肛周和生殖器部位的黏膜病变管理是非常重要的,尤其是在MSM人群中,这些区域的病变更加常见。由于这些部位的病变往往伴随剧烈疼痛、炎症和高感染风险,特别是在免疫功能低下的患者中,病变可能进一步发展为更严重的并发症,如直肠炎、肛周溃疡及严重的直肠和肛管炎症,伴随疼痛的腹股沟淋巴结肿大,甚至可能需要手术干预。护理工作的重点在于减轻疼痛、促进病变愈合并防止继发感染。

患者应保持良好的卫生习惯,医护人员需要指导患者勤洗手,避免用手抓挠或触摸病变区域,以防止自体接种,即防止病毒从生殖器或肛周的病变区域扩散至身体其他部位。尤其需要提醒患者不要与他人共享毛巾、衣物等个人用品,以降低病毒传播风险。此外,在患病期间,患者应避免性行为及其他亲密接触,直至病变完全愈合,以避免通过体液和皮肤接触传播病毒。

维持肛周、生殖器和会阴区域的清洁与干燥是防止继发感染的关键。每日使用温水或无菌生理盐水清洗病变区域,可以有效清除分泌物和病变表面的细菌,减轻炎症反应并促进愈合。当病变存在感染风险或已经确诊继发细菌感染,建议局部涂抹抗菌软膏,如莫匹罗星或夫西地酸。这些抗菌剂能有效抑制皮肤表面细菌生长,预防或治疗感染。

对于较严重的病变,尤其是肛周的溃疡性病变,可能需要通过手术清创来去除坏死组织,以防止感染进一步扩散。在清创后的恢复期,如果组织损伤较为严重,必要时还须进行

如阴囊成形术等重建手术。术后的护理工作需更加精细,包括定期更换敷料并监控感染迹象,促进创面的顺利愈合。

　　疼痛是肛周和生殖器病变的主要症状之一,严重时会对患者的生活质量造成极大影响。因此,针对疼痛管理,需要采取综合的措施。对于较轻的疼痛,局部使用氧化锌膏可以减轻炎症并形成保护层;而 2% 利多卡因麻醉药膏则可为患者提供即时的局部疼痛缓解作用。如果患者的疼痛较为严重,尤其是在排便时,可考虑使用复方乳膏(如阿米替林-氯胺酮乳膏),这种组合药物可以进一步缓解患者的疼痛和不适感。对于持续性疼痛,可能需要使用全身性镇痛药物,包括非甾体抗炎药或口服阿片类镇痛药。当局部疼痛较为严重且伴随炎症时,建议在医生指导下联合使用局部类固醇药物,以减轻炎症和肿胀。但需要注意的是,类固醇药物应与抗病毒药物联合使用,避免类固醇加剧病毒复制。

　　肛周病变常伴随剧烈疼痛,导致患者对排便产生畏惧,进而引发便秘,增加肛周病变进一步恶化的风险。因此,便秘管理是护理中的关键部分。建议患者保持充足的水分摄入,确保每日摄入高纤维食物,并在必要时使用大便软化剂或轻泻剂,如乳果糖,以确保大便通畅,从而减少排便时对肛周病变区域的刺激。排便后用温水或无菌盐水进行局部清洁,以降低感染风险。对于感染风险较高的患者,建议每次排便后使用抗菌软膏(如莫匹罗星),以进一步降低感染风险。

　　肛周病变可能引发一系列并发症,如直肠炎、肛周脓肿等。护理人员须密切监测患者的体温、肛周区域的红肿情况、是否有脓性分泌物或疼痛加剧的情况。如果怀疑合并细菌感染,应启动抗生素治疗,选择广谱抗生素(如头孢曲松或万古霉素)以防止感染扩散。

　　总之,猴痘患者生殖器、会阴和肛周黏膜护理是一个综合过程,需要综合使用局部清洁、抗病毒治疗、疼痛管理及并发症监测等多方面措施。对于严重或无法愈合的病变,有必要手术清创。护理人员须密切监测患者的病情变化,确保在病变进一步恶化前及时干预,防止继发感染并提高患者的生活质量。

第四节　症状管理

　　猴痘的临床表现多种多样,患者通常表现为发热、皮疹及淋巴结肿大等症状。这些症状不仅影响患者的身体健康,还极大地影响了其生活质量。针对猴痘的护理,不仅涉及疾病本身的治疗,还应包含体温管理、皮肤护理、疼痛管理及心理支持等多方面的综合管理。科学而全面的护理措施不仅能够减轻患者的痛苦,还能有效预防并发症的发生,促进患者早日康复。因此,深入探讨猴痘症状的护理措施,优化临床护理方案,是当前应对猴痘疫情的重要举措之一。由于目前相关研究有限,本节将重点讨论猴痘主要症状的护理干预,旨在为一线护理人员提供实践参考。

一、发热

　　发热是猴痘感染的早期症状之一,常伴有皮疹、淋巴结肿大等。对发热患者进行适当的护理干预,不仅有助于缓解症状,还能降低并发症的发生风险,促进康复。医护人员应密切监测患者体温,对于发热患者,建议每4~8 小时测量一次。当患者体温超过38℃或伴随头痛、心率加快等明显不适时,须立即采取降温措施。可采用物理降温方式,温水擦浴或冰袋敷于前额、腋下等大血管处,同时务必避免过度刺激引发寒战。如果物理降温效果不佳,建议使用解热镇痛药物,如对乙酰氨基酚或布洛芬。使用解热镇痛药物时,要告知患者药物的作用机制及可能的副作用,严格控制剂量,且服药间隔应为4~6小时。无论给予物理降温还是药物降温,在降温措施实施后30分钟,应复测患者体温及其他生命体征,以评估退热效果和保障安全。

发热期间患者易出汗和脱水,应鼓励其多饮水,并适量补充含电解质的饮品,以防脱水。医护人员还应密切观察药物使用后的效果,必要时调整治疗方案。病房环境的温湿度控制也十分重要,适宜的温度为22~24℃,湿度应保持在40%~60%,并保证空气流通但避免直接吹风。及时为患者更换汗湿衣物,保持皮肤干燥,防止皮肤感染。

给药后注意监测血压变化,尤其是高龄或有基础疾病的患者,必要时调整体位并帮助其避免跌倒或虚脱。发热患者由于体力消耗、虚弱或解热药物导致的低血压,易出现头晕和乏力,增加跌倒风险。护理人员应定期评估患者的活动能力,必要时协助其行动,尤其是在上厕所或起床时提供帮助。可在床旁设置防护措施,如床栏,以防跌落(生活自理能力评估及跌倒风险评估参见上节内容)。对于长期高热或出现脱水症状的患者,还须考虑补液治疗,通过适当的静脉补液来维持电解质平衡。此外,在护理过程中,还应重视患者的心理需求,可借助HADS进行评估,以便提供针对性的支持和安抚,帮助患者缓解焦虑情绪。同时,指导患者及其家属进行自我护理,如多饮水、及时更换汗湿衣物、合理使用解热药等,以确保发热期间的护理干预更为有效。

发热严重时,患者可能出现意识模糊、反应迟钝等神经系统症状。须定时评估患者的神志状态,观察有无意识障碍等神经系统异常表现。若发现异常,须立即报告医生并采取相应的处理措施。总之,对猴痘患者的发热护理,不仅需要密切监测体温、合理使用解热药物、物理降温等基础护理,还须关注患者的整体状态和对病房环境的管理。对于发热引起的并发症和安全风险,需做好全面的风险评估,及时干预。同时,采取良好的环境控制、心理支持等辅助措施,可以帮助患者度过急性期,加速康复。

二、疼痛

疼痛是猴痘患者常见的症状,可能非常严重。疼痛来源多样化,如直肠痛/直肠炎、皮损、体检时未发现的黏膜损伤、淋巴结肿大、头痛以及肌肉酸痛等。疼痛不仅影响患者的生活质量,还可能增加其心理负担,延缓康复。因此,在猴痘患者的照护中,实施系统的疼痛管理策略至关重要。

疼痛在猴痘患者中的表现形式多样,常见的有皮肤溃疡、淋巴结肿痛、头痛、肌肉痛等。研究表明,疼痛的严重程度通常与病变部位和损伤程度有关,尤其是皮肤病变部位的持续疼痛,经常给患者带来巨大的不适。文献表明,约40%的猴痘患者经历过剧烈疼痛,特别是在皮肤或黏膜病变处,如肛门、口腔或生殖器部位。

疼痛管理需要综合多模式干预,包括药物干预和非药物干预。个性化的护理方案应根据患者的具体疼痛来源、严重程度和身体状况量身定制。照护患者时,护理人员应对患者进行初始疼痛评估,并随后定期重新评估,了解患者的疼痛程度,必要时调整疼痛管理策略。

(一)非药物干预

非药物干预是疼痛管理的重要组成部分,特别是在患者对药物治疗耐受不佳或存在药物副作用的情况下。物理治疗、针灸、温热疗法或心理支持等方法,可以为部分患者提供有效的疼痛缓解。此外,心理支持也很重要。疼痛不仅是生理上的不适,还可能导致患者产生焦虑和心理压力。护理人员应为患者提供心理支持,解释疼痛产生的原因及其护理方法,帮助患者建立积极的应对方式。鼓励患者表达疼痛感受,缓解其焦虑情绪,从而减轻疼痛感知。同时,根据疼痛评分表进行评估,以确保疼痛得到及时、有效的管理。为猴痘患者创造一个舒适、安静的护理环境,也有助于缓解疼痛的感知。护理人员应确保患者有足够的休息时间,减少外界干扰,同时保持病房内温度适宜,湿度适中,以防止外界环境对皮肤病变部位造成进一步刺激。

（二）药物干预

对于轻至中度头痛、肌肉酸痛和皮损引发的不适,可以使用非甾体抗炎药缓解疼痛,如布洛芬或对乙酰氨基酚。对于疼痛较为剧烈且非甾体抗炎药效果不佳的患者,可考虑使用更强效的镇痛药,如阿片类药物。在照护过程中,应遵循镇痛级别由低至高的原则,结合患者的疼痛级别选择镇痛药,并根据患者的病情变化和疼痛程度,及时调整药物剂量,确保最大化减轻疼痛的同时,避免药物过量。

对于中至重度疼痛(如直肠肛周痛或严重的皮损疼痛),可以短期使用阿片类药物,如曲马多或吗啡。在使用这些药物时,须评估其风险和收益,如便秘、阿片类药物依赖等风险。对于顽固性疼痛,神经性疼痛药物(如加巴喷丁)在部分病例中已被证明能有效缓解严重直肠炎引起的痛感。对于难治性病例,可能需要与疼痛专家进行会诊,以制定更有效的疼痛管理策略。建议进行长期随访,以便及时诊断长期疼痛综合征。

（三）局部疼痛管理

针对皮肤局部的疼痛,护理人员可以使用局部麻醉药物或镇痛膏来缓解病变处的不适感,例如利多卡因凝胶等。口腔疼痛患者可以通过盐水漱口、使用抗菌漱口水(如氯己定)以及局部麻醉剂(如利多卡因凝胶)来减轻不适。对于生殖器或肛门直肠损伤的患者,温水坐浴和局部利多卡因是缓解疼痛的有效方法。此外,也可以根据病情考虑使用局部皮质类固醇,但须评估其在活动性病变中的风险和收益。

综上所述,猴痘患者的疼痛管理应结合多模式治疗策略,护理环境的优化、患者心理状态的关注以及与患者的充分沟通都是提高疼痛管理效果的重要因素。护理人员应与患者保持密切沟通,定期评估其疼痛程度,并根据评估结果调整护理措施。对于需长期使用阿片类药物的患者,须注意药物依赖的风险,并采取预防措施。

三、疲乏

猴痘患者由于病毒感染、发热、皮肤损伤以及免疫反应,常常感到全身乏力、倦怠和虚弱。研究表明,疲乏是影响患者生活质量的重要因素,可能导致日常活动能力下降、精力匮乏,甚至出现情绪低落和睡眠障碍。有效的护理干预可以缓解疲乏,提高患者生活质量。

疲乏的患者需要充分的休息和足够的体力恢复时间。护理人员应做好宣教,指导患者减少剧烈活动,避免过度疲劳。适当的卧床休息有助于缓解体力下降,同时为免疫系统正常运转提供支持。此外,患者的生活作息应保持规律,睡眠质量的提升有助于身体机能的恢复。猴痘患者的病房环境应保持安静、舒适和温湿度适宜,良好的环境有助于患者的休息和睡眠,减少外界对其恢复的干扰。病房内应避免过度嘈杂和过强的光线,适当空气流通也有助于减轻患者的疲乏感。

虽然休息至关重要，但适度的活动对缓解长期卧床带来的肌肉无力和疲乏感具有积极作用。在病情许可的情况下，护理人员可以为患者安排一些简单的康复训练或轻度运动，如慢走、拉伸等，以增强体力和肌肉力量，促进全身血液循环，帮助恢复体能。在指导猴痘患者进行适度运动时，量化指标是确保患者安全、有效进行运动的关键。这些指标不仅可以用于监测患者的运动强度，帮助患者在恢复过程中逐步增强体力，同时避免运动过度引发的风险。以下是一些可量化的指标及建议。

运动强度的监测指标

适当运动有助于增强体质和促进身体恢复。但在进行运动前，应全面评估患者的身体状况，包括是否适合进行运动，以及是否存在运动禁忌等。一般来说，重度感染者、急性感染期患者、心血管或呼吸系统并发症急性期患者、皮肤损伤广泛且疼痛明显的患者等，因身体虚弱及疼痛等原因，可暂缓锻炼。对于病情平稳的患者，在锻炼过程中，须重点关注以下指标，以确保安全。

1. 心率　心率是衡量运动强度的常用指标。可以通过监测患者运动时的心率变化来调节运动强度，确保患者的心率保持在适当范围内。

（1）建议范围　目标心率可以使用"最大心率公式"进行计算，最大心率 =220−年龄。轻度运动时，患者心率应保持在最大心率的 50%~60%。例如，40 岁患者的最大心率为 220−40 = 180 次/min，因此其轻度运动时的目标心率为 90~108 次/min（计算方式为 180 次/min × 50% = 90 次/min 和 180 次/min × 60% = 108 次/min）。

（2）监测方法　运动前、运动中、运动后分别测量心率。患者可通过自我监测（如手腕或颈部脉搏测量）或使用电子设备（如心率监测器）来监测心率。

2. 呼吸频率　呼吸频率也是评估运动强度的重要指标。运动时，呼吸频率应适度增加，但不应过于急促或困难。

建议范围　静息状态下的正常呼吸频率为 12~20 次/min。轻度运动时，患者呼吸频率可以适度上升，但应保持在 20~30 次/min 范围内。如果呼吸频率超过 30 次/min，说明运动强度可能过大，需适当降低强度。

3. 运动自觉强度　Borg 评分是一种自我评估运动强度的方法，患者可以根据自身感受为运动强度打分，范围为 6~20 分。轻度运动应保持在 11~13 分（即运动后自我感受为轻微至稍费力）。这一评分对应运动时呼吸有些加快，但仍能与他人进行对话，不感到过度疲劳。

Borg 评分的使用方法如下。

该量表旨在评估人们进行日常活动、工作或运动时所感受到的劳累程度。劳累可表现为肌肉疲劳、呼吸急促或可能的疼痛。

在进行常见运动，如骑自行车、跑步或步行时，评分为 11~15 分是比较合适的范围；而对于力量训练和高强度间歇训练（high intensity interval training，HIIT），评分为 15~19 分较为合适。如果生病，请遵循医生的建议。

具体来说，评分从 6~20 分进行分级：

6 分表示完全没有劳累感，非常轻松；

7~10 分表示劳累感逐渐增加，但仍属于轻度；

11~14 分表示中度劳累，此时呼吸会变得有些急促，说话不太流畅；

15~19 分表示重度劳累,会感到非常疲劳和呼吸急促,说话非常困难;

20 分表示经历过最剧烈的劳累,达到最大程度的沉重感。

在使用量表时,应根据自己的实际感受选择相应的数字,不要低估或高估自己的劳累程度,量表具体如表 7-4-1。

表 7-4-1　Borg 评分

评分/分	主观运动感觉	
6	完全没有用力感	如非常轻松地步行
7~8	非常轻松	
9~10	轻松	
11~12	中等强度	虽然有些费劲,但仍能较为轻松地说话
13~14	有些辛苦	
15~16	辛苦	如快步行走或慢跑,感觉较为吃力,难以说话
17~18	非常辛苦	
19	极度辛苦	极为吃力,呼吸急促,非常难以说话
20	最大用力	

(1)运动强度和频率的建议

1)运动频率　建议患者每周进行 3~5 次轻度运动,每次运动持续时间为 20~30 分钟。随着患者病情改善,可以逐步增加运动的频率和时长。

2)运动时长　每次运动的持续时间应从短时间(如 5 分钟)开始,逐步延长到 20~30 分钟,避免一次性长时间运动带来不适。

3)运动间歇　在运动过程中,患者可以采用间歇运动的方式,即运动 5~10 分钟后休息 2~3 分钟,以避免过度疲劳。

(2)监测运动耐受性和适应度

1)运动中及运动后监测　患者在运动时应感到轻微疲劳,但在运动结束后 10 分钟内心率和呼吸频率应恢复到接近静息状态。如果运动后疲劳持续时间过长,或者心率、呼吸恢复速度过慢,可能意味着运动强度过大,需适当调整。

2)运动反应评估　在运动后 1~2 小时内,患者不应出现明显的疲劳、心悸、呼吸困难或疼痛等不适症状。如果患者感到过度疲劳或有胸痛等症状,须立即停止运动,并及时与医护人员联系。

(3)安全提示

1)运动时的警示信号　如果患者在运动过程中感到头晕、胸痛、呼吸急促、心率异常或过度疲劳,应立即停止运动,进行休息并通知医护人员。

2)环境适应性　确保患者在运动时处于温度适宜、空气流通良好的环境中,避免在过于潮湿或闷热的环境下运动,以防止脱水或其他不良反应。

通过以上可量化的指标,护理人员能够更好地评估和指导猴痘患者的运动强度,确保患者安全、有效地进行康复训练,逐步增强体能,改善疲乏症状。

疲乏可能还与营养不良和能量供应不足有关,因此提供充足的营养支持尤为关键。患者的饮食应富含高蛋白质、维生素和矿物质,特别是维生素 B 和维生素 C。这些营养素可以增强免疫系统,改善身体恢复能力。护理人员应为患者制订个性化的营养计划,鼓励患者少食多餐,并确保充分摄入水分,以缓解脱水带来的疲乏感。

此外,疲乏不仅是身体症状的一种表现,还可能影响患者的心理状态,导致其情绪波动、焦虑和抑郁。因此,护理人员应定期与患者沟通交流,了解其心理状况,并提供必要的心理干预和支持。通过心理疏导,帮助患者积极应对疾病带来的负面情绪,增强其战胜疾病的信心和积极性。

值得注意的是,虽然疲乏的护理主要侧重于生活方式干预,但对于严重的疲乏症状,可考虑适当使用能量补充剂或促进恢复的药物。同时,护理人员应注意患者可能合并的其他症状,如发热、疼痛等,并及时提供对症治疗,以减轻这些因素对疲乏的影响。

猴痘患者的疲乏症状在急性期后可能还会持续一段时间,护理人员应在患者出院后继续对其进行随访,定期评估患者的疲乏症状和生活质量,必要时调整护理方案。对长期遭受疲乏困扰的患者,可以考虑物理治疗和康复训练,帮助其逐渐恢复正常的体能和日常生活能力。

四、消化道症状

猴痘感染患者的临床症状多种多样,除了典型的皮肤病变和发热,消化道症状也比较常见。消化道症状包括恶心、呕吐、腹泻、腹痛,部分患者可能会出现直肠疼痛或炎症(如直肠炎),加剧排便时的痛苦。此外,有时还可能伴随肝功能损伤或脱水等并发症。由于这些症状会加剧患者的不适感,且可能进一步引发更严重的并发症,因此针对消化道症状的护理可提高猴痘患者的整体舒适感和改善预后。

护理人员须定期监测患者的生命体征,包括体温、心率、血压和尿量,以评估消化道症状对患者整体健康状况的影响。同时,还要记录患者的呕吐和排便频率及性质,以帮助评估消化道症状的病因。

对于消化道症状较轻的患者,应建议其进食清淡且易于消化的食物。可采用少量多餐的方式,提供高蛋白、富含维生素的饮食,同时避免油腻和辛辣食物。此外,应鼓励患者进食流质或半流质饮食,如米汤、粥、果汁等。

对于严重呕吐或腹泻的患者,需适时考虑静脉补液以补充体液和电解质,防止脱水和电解质紊乱。同时根据患者病情评估肠道的耐受性,逐步恢复正常饮食。

由于呕吐和腹泻,患者容易失去大量体液,导致脱水和电解质失衡。因此,护理人员应密切监测患者的液体摄入与排出情况,如无特殊禁忌,确保患者每日的水分摄入量保持在1 500~2 000ml。必要时,可通过口服补液盐或静脉补液的方式,维持电解质平衡。对于严重脱水的患者,需及时补充钾、钠等重要电解质。除此之外,还可根据医嘱给予止吐药,如昂丹司琼等。对于腹泻较重的患者,在排除感染性原因后,可酌情使用抗腹泻药物,如洛哌丁胺。同时,应根据病情调整药物种类与剂量,以防止不良反应的发生。

长期呕吐和腹泻可能引起肠道功能紊乱和营养不良,患者需接受定期评估,预防消化道并发症。对于伴有直肠炎症或直肠疼痛的患者,可以考虑局部应用利多卡因等局部麻醉药物,并辅以温水坐浴以缓解不适。

消化道症状不仅影响患者的身体健康,还可能对其心理产生负面影响。例如食欲减退、持续呕吐和腹泻可能导致焦虑和情绪波动。因此,护理人员应与患者保持沟通,提供心理支持,帮助患者管理其症状并增强其应对疾病的信心。

第五节　营养支持照护

猴痘感染不仅影响患者的身体健康,还可能对其免疫功能和康复过程产生深远的影响。在患者的整体治疗和护理过程中,合理的营养支持对猴痘患者的恢复过程起着至关重要的作用。合理且均衡的营养不仅能维持生命体征的稳定,还能促进伤口愈合、增强免疫功能、提高药物疗效、减少并发症,最终改善患者的整体生活质量。

猴痘作为一种病毒感染性疾病,主要通过直接接触传播,临床症状包括发热、全身性皮疹,以及可能波及口腔、眼睛和生殖器的病变。这些症状往往会严重影响患者的营养摄入。口腔病变可能导致进食困难与疼痛,进而削弱食欲;全身不适及疼痛也会进一步减少摄食量,进而可能引发营养不足甚至营养不良。因此,在猴痘的治疗和护理过程中,医护人员必须充分认识到营养支持的重要性,并将其纳入综合治疗方案中。

在制订营养支持计划时,首先要计算患者每日的热量需求。通常可以根据基础代谢率(basal metabolic rate,BMR)结合患者的疾病状况、活动水平和代谢状态来综合评估。对于大多数猴痘患者,由于体内的感染、发热和潜在的代谢应激反应,其热量需求通常有所增加。临床营养师应参与评估患者的能量需求,并根据实际情况调整每日热量摄入标准,确保其能量供给满足身体的康复需求。一般情况下,猴痘患者每日所需热量应为每千克体重30~35kcal(1cal=4.18J),但严重病例可能需要更高的能量摄入。

对于不能通过口腔摄入足够营养的患者,医护人员需考虑将肠内营养作为首选的营养支持方式。肠内营养能维持肠道黏膜的完整性,降低感染风险,并促进肠道免疫功能的提升。常见的肠内营养配方包括标准型配方、高蛋白配方和免疫增强型配方等,临床营养师应根据患者的具体情况选择合适的营养素类型。同时,医护人员须密切监测患者的消化功能,确保其胃肠道能够耐受肠内营养。在实施肠内营养支持时,无论是经口进食还是经管道鼻饲,在耐受性评估中,应重点观察患者是否出现胃肠不适,如恶心、呕吐、腹胀、腹泻或便秘等症状。

对于经管道鼻饲的患者,首先需要根据患者的病情来选择适当的营养输注方式,通常采用间歇输注或持续滴注。在初始阶段应从低剂量开始,并根据患者的耐受情况逐步增加至目标剂量。鼻饲耐受性的观察通常包括以下几个方面。

1. 腹胀和胃部不适　患者如出现腹胀或上腹部不适,需暂停或减缓肠内营养的输注速度,进一步评估消化道功能。

2. 恶心、呕吐　当患者出现恶心、呕吐时,应暂停肠内营养,并评估是否与营养配方、输注速度、药物使用或其他原因相关。根据原因调整营养配方、减慢输注速度或使用止吐药物。

3. 腹泻　如果患者发生腹泻,需评估其是否与肠内营养的渗透压过高、脂肪含量过多或感染有关。可以尝试改用低渗或低脂配方,同时注意调整输注速度至适宜范围。

4. 便秘　患者如出现便秘,应增加液体摄入,并根据情况适当增加膳食纤维的摄入量,或适时使用泻药。

在处理不耐受情况时,医护人员首先应根据患者的症状调整肠内营养的输注速度。对于轻度不耐受,减慢输注速度通常能有效缓解症状。对于严重耐受不良,则可能需要暂时停止肠内营养输注,并给予患者支持治疗(如补充液体和电解质),同时评估是否需要调整营养配方。若患者的肠道功能逐渐恢复,可考虑重新开始肠内营养,但仍需从低剂量开始,逐渐增加。

此外,肠内营养剂的温度对患者的耐受性也有重要影响。一般情况下,营养剂应加温至接近正常体温(约37℃)后再输注,以减少对胃肠道的刺激,避免因过冷或过热而引发不适或痉挛。在加温时,需使用专门的设备进行温度控制,避免直接使用微波炉等加热方式,以确保营养剂温度均匀且不破坏其中的营养成分。

为提高输注过程中的安全性,并避免与静脉输液相混淆,在进行肠内营养输注时,必须使用专用的营养输注管路。这些管路与普通静脉输液器有明显的区别,以确保医疗人员能够直观地进行辨别,减少操作失误,并提高输注过程的安全性。以下列出了一些关键的差异和相应的安全措施。

1. 管路的颜色区分　肠内营养输注管路通常采用特定颜色进行标识,以便与普通的静脉输液管路明确区分。例如,肠内营养管路可能采用紫色或橙色(图7-5-1),而静脉输液管路则通常为透明或白色(图7-5-2)。这种颜色区别能有效降低混淆引起操作不当从而导致的输注风险。

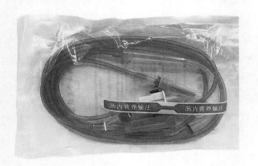 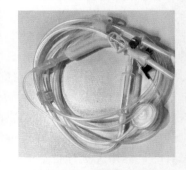

图 7-5-1　肠内营养输液器　　　　　图 7-5-2　静脉输液器

2. 接口设计的差异　为防止肠内营养液与其他输液混淆,专用的肠内营养输注管路通常配备与静脉输液系统不兼容的接口。例如,肠内营养输注管可采用独特的连接器,这与常规的静脉输液接口不同,从物理上防止了两者之间混用。

3. 输注泵的选择　肠内营养液通常需要使用专门的输注泵(图7-5-3、图7-5-4),以确保准确控制输注速度,并能对输注过程进行精确监控。不同类型的输注泵都可以进行精细的剂量调整,减少因输注速度过快或过慢带来的不良反应。

4. 标签标识　所有营养输注系统都应使用明显的标签,明确标识"肠外营养"或"肠内营养",并注明其成分和输注途径,避免与其他输液混淆。这有助于护理人员在操作过程中快速准确地辨认(图7-5-5)。

通过这些措施,医护人员可以在肠内营养输注过程中有效避免与普通静脉输液混淆,保障输注安全,并降低操作风险。此外,定期培训护理人员正确使用这些设备和管路,也是确保安全的关键步骤。

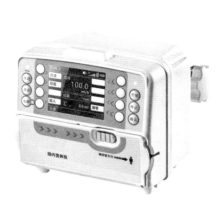

图 7-5-3　肠内营养输液泵

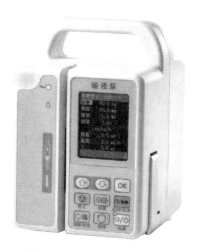

图 7-5-4　肠外营养输液泵

　　如果患者的胃肠功能严重受损,或因其他原因无法耐受肠内营养时,则应考虑进行肠外营养。在肠外营养过程中,静脉通路的选择非常关键,通常采用中心静脉置管,如经外周静脉穿刺的中心静脉导管(peripherally inserted central venous catheter,PICC)或中心静脉导管,来输注营养液。医护人员在使用过程中需注意以下护理要点:首先,确保静脉通路的无菌操作,避免导管相关性感染;其次,定期更换敷料和输液管,监测局部红肿、渗液等感染迹象;最后,护理人员应密切观察患者的电解质平衡和营养代谢状态,及时发现并处理电解质紊乱或高血糖等并发症。

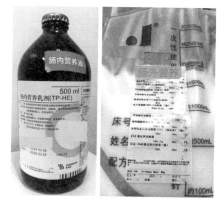

图 7-5-5　肠内及肠外营养液在使用过程加贴警示标识

　　患者使用肠外营养过程中,输注管路最好单独使用,并妥善管理与普通输液的输注顺序。为了避免营养输注与药物输注相互干扰,肠外营养应与药物输注分开,使用各自单独的管路。切勿将药物与肠外营养液混合输注,以防止药物相互作用和营养成分降解。

　　在肠外营养的实施过程中,还须定期评估患者的营养效果,特别是脂肪、氨基酸和葡萄糖的比例是否适宜,以支持能量代谢和组织修复。此外,对于长时间接受肠外营养的患者,需关注肝功能变化。因为长期输注脂肪乳剂可能引发肝脏脂肪变性,进而导致肝功能损伤。因此,在设计肠外营养方案时,须定期监测肝功能指标,必要时调整脂肪乳剂的剂量或选择低脂肪乳剂。

　　在整体营养支持过程中,医护人员应定期对患者进行营养状态评估,包括体重变化、血清蛋白水平、血脂状况以及微量元素等生化指标,并根据评估结果动态调整营养计划。对于存在特殊风险的患者(如合并糖尿病或心血管疾病),应结合其基础疾病的管理需求,制定更加个性化的营养支持方案,以提高治疗效果并改善患者预后。通过科学的营养支持策略,医护团队能够显著提升猴痘患者的康复速度和生活质量。

第六节　心理健康照护

猴痘已被纳入《中华人民共和国传染病防治法》规定的乙类传染病范畴,并按乙类传染病进行管理。由于目前缺乏特异性治疗手段,加上疾病具有较强的传染性,患者常表现出明显的水疱或脓疱症状,不仅给患者带来了身体上的痛苦,还让他们担忧与自己有过接触的家人、朋友的健康安全,从而陷入自责和内疚的情绪中。患者因此承受着巨大的心理压力,易产生紧张、焦虑、恐惧、悲伤、绝望等多种负面情绪。这些心理危机可能会进一步加重躯体疾病,影响疾病的康复和转归,甚至会导致病情恶化。因此,针对猴痘患者的心理健康进行全面支持和干预是至关重要的。

一、猴痘相关医学知识教育及管理

通过向患者普及猴痘相关的医学知识,能够有效缓解他们对疾病的陌生感和恐惧心理。通过多种途径(如口头讲述、微信公众号、网络健康教育平台)向患者宣传猴痘的基本知识,帮助患者了解病情的现状、诊疗计划以及需要的配合措施,从而增强他们的安全感与信任感。

1. 主动宣传疾病知识　通过通俗易懂的方式,向患者解释猴痘的传播途径、临床表现及康复过程,减轻他们对疾病的恐惧。

2. 增强患者的自我管理意识　教育患者学会主动汇报自身病情的主观感受,帮助他们认识到保持积极心态和提高免疫力的重要性,避免过度焦虑、失眠等负面情绪加重病情。

3. 心理评估　住院期间可通过焦虑抑郁评估问卷(如 HADS)对患者的心理状态进行评估,及早识别有心理干预需求的患者。

4. 强调早期干预　宣传早发现、早治疗、早隔离的重要性,鼓励患者尽早就医,帮助他们建立对治疗和康复的信心。

二、生活方式干预

良好的生活方式对猴痘患者的康复具有积极作用。告知患者通过调整生活方式来提升自身免疫力,例如保持均衡饮食,摄取充足的蛋白质、蔬菜等营养,坚持适当运动,保证良好的睡眠,保持愉悦的心情,这些都有助于增强免疫力,加快身体的恢复。同时,心理上的积极应对也有助于患者恢复健康。

三、同伴教育

利用同伴教育的力量,帮助患者增强战胜疾病的信心。通过展示已康复出院患者的真实案例,使用图片、视频等资料,展示康复的过程和效果,鼓励病房内其他患者积极面对疾病与不适,坚定他们战胜猴痘的信心。成功的康复案例可以降低患者对未来的不确定感,增强他们的心理韧性。

四、个性化心理护理

护理人员在提供基本生活护理时,应关注患者的心理需求。除了执行日常护理任务(如饮食、饮水、排便、排尿、皮疹护理等),护理人员还应关心患者的情感和心理状态,特别是那些生活自理能力较差的患者。通过叙事护理等方法,鼓励患者表达和宣泄。通过为患者提供舒适的治疗环境、及时的生活护理和贴心的关怀,能够有效缩短医护人员与患者之间的心理距离,缓解他们的孤独感和焦虑感。

1. 专科心理支持　选择科学适用的心理评估工具(如 HADS)对患者进行心理评估。根据评估结果,及时与心理专科医生或心理专科护士会诊,共同制订个性化的心理干预计划。对于心理压力过大、焦虑或抑郁症状明显的患者,可在专科团队的指导下考虑联合药物治疗,并进行心理疏导和干预。

2. 社会支持　社会支持在猴痘患者的康复过程中至关重要。鼓励患者与家属、朋友保持联系,获得亲人和社会的支持,能够有效增强患者的社会归属感和心理安全感。医护人员应积极与患者的家属沟通,帮助他们了解患者的心理需求,并为患者提供心理支持。在医疗环境允许的情况下,可以利用视频通话等方式保持患者与家属之间的情感联络,缓解患者的孤独感和恐惧感。

总之,猴痘患者的心理健康支持是治疗和康复过程中不可忽视的一环。通过医学知识教育、生活方式干预、同伴支持、基础护理、专科心理干预以及社会支持等多方面的综合管理措施,能够有效减轻患者的心理压力,帮助他们建立积极向上的心态,降低心理障碍的发生风险,从而促进身体的康复和整体健康的提升。

第七节　特殊人群照护

猴痘作为一种人兽共患的病毒性传染病,因其具有较强的传染性和广泛的传播途径,不同人群感染后的临床表现和风险也有所不同。特别是一些特殊人群,如性活跃人群、HIV 阳性者、MSM 人群、儿童、老年人、孕妇及免疫功能低下者,由于其生理特点、免疫状态或行为模式,猴痘感染的风险更高,症状可能更严重,康复过程也更加复杂。因此,针对这些特殊人群的照护,需要采取更加个性化、全面且科学的护理策略,以确保有效的疾病管理和康复。

在照护过程中,医护人员不仅要关注这些人群的生理健康,还要重视其心理健康,制定符合其特定需求的干预措施。这些措施包括健康教育、预防措施、心理支持以及个性化的治疗方案。通过加强对特殊人群的定期监测、早期干预以及多学科团队合作,能够降低并发症的发生风险,有效控制猴痘的进一步传播。本节将详细讨论不同特殊人群在猴痘感染中的风险特点及护理重点,为医护人员提供实践参考。

一、性活跃及 MSM 人群

对于性活跃人群,猴痘病毒传播的风险尤为值得关注,尤其是在疾病的急性期和康复期。性行为的密切接触增加了通过皮肤病变或体液传播的风险。因此,针对性活跃人群的照护需要结合预防措施、健康教育和心理支持,确保他们在猴痘感染期间和康复后能够有效防范病毒的进一步传播。

(一)避免性行为

建议所有确诊或疑似感染猴痘的患者,在皮肤病变结痂并完全脱落形成新的健康皮肤之前,完全避免任何形式的性接触(阴道、肛门、口腔),以避免病毒通过皮肤病变或体液传播。猴痘病变的结痂脱落需要一段时间,因此患者应充分认识到避免性接触的重要性。

（二）使用避孕套

根据现有的预防原则,建议患者在康复后12周内,无论进行何种形式的性接触(接受性或插入性口腔/肛门/阴道性行为),都坚持使用避孕套。虽然避孕套不能完全防止通过皮肤病变直接接触从而传播病毒,但其仍然是防范病毒通过体液传播的一项重要措施。因此,在康复期间的性行为中,避孕套应作为基本的防护手段。当然,若无生育需求,我们始终主张任何时候的性行为都应使用避孕套。因为使用避孕套除了可以降低猴痘病毒的感染风险,还可以有效预防其他性传播疾病(如艾滋病、梅毒、淋病和衣原体感染等),并降低意外怀孕的风险。避孕套作为一种简单、经济且广泛可得的保护手段,在性活跃人群中发挥着关键的防护作用。无论是在猴痘康复期间还是在日常生活中,正确使用避孕套不仅能降低通过体液传播疾病的风险,还能为双方提供额外的健康保障,促进安全性行为的普及。同时,健康教育应加强对避孕套使用的推广,普及正确的使用方法,帮助人们建立更安全的性行为习惯,从而降低各种感染和健康风险。

（三）健康教育和沟通

医护人员应向性活跃患者及其伴侣提供关于猴痘传播途径的详细信息。健康教育的重点在于帮助患者理解猴痘的基本传播机制,尤其是通过密切接触或体液传播的方式。医护人员还以通过提供书面资料、进行口头教育以及提供在线资源的方式,确保患者随时获取相关信息,并指导患者如何在康复期间采取适当的预防措施,以降低性传播的可能性。

（四）心理支持

对于部分性活跃患者,长期避免性行为可能会引发心理压力,导致情感困扰或伴侣关系紧张。医疗机构应为这类患者提供心理咨询和支持服务,帮助他们应对因限制性行为所产生的焦虑情绪或关系问题。有条件的医疗机构可以安排心理咨询师或性健康顾问,帮助患者及其伴侣共同面对这些情感挑战,并提供情感上的疏导和支持。

（五）跟踪和监测

在康复期,性活跃的患者应定期进行健康监测,确保疾病彻底康复并预防复发。医护人员还应提供性行为咨询,帮助患者理解如何在康复期间安全恢复性活动。此外,建议患者定期回访以进行皮肤病变的检查,并评估康复进展。根据患者的病情需要,医护人员可以提供个性化的建议,帮助患者恢复健康的性生活。

（六）伴侣告知和检测

应鼓励性活跃的患者主动向其性伴侣告知可能面临的暴露风险。伴侣告知是一项重要的公共卫生措施,有助于减少病毒的进一步传播。被告知的性伴侣应尽快接受猴痘检测和咨询服务,以便尽早发现感染并采取预防措施。医护人员应为患者提供伴侣告知的支持,提供必要的建议和资源,确保伴侣能够理解暴露的风险并采取适当的防护措施。

总之,对于性活跃人群,猴痘照护不仅涉及患者本身的治疗和康复,还包括对性行为的控制、伴侣的健康保护以及心理支持。通过系统化的健康教育、预防措施实施、心理关怀以及伴侣通知,能够有效减少猴痘病毒的传播,帮助患者在康复后逐步恢复正常的生活和关系。在整个过程中,医护人员的专业指导和支持至关重要,能够为患者提供全面的照护,帮助他们度过疾病的各个阶段。

二、HIV 阳性人群

虽然 WHO 在 2023 年 5 月 11 日宣布猴痘疫情不再构成"国际关注的突发公共卫生事件",但全球猴痘流行病学数据显示,高达 51% 的猴痘患者为 HIV 感染者。自 2023 年 6 月以来,我国确诊的猴痘病例主要集中在 HIV 感染者中的双性恋者和 MSM 人群。在深圳市的猴痘患者中,95.2% 报告了男男性行为,其中 56.5% 的患者被诊断为 HIV 感染者。

HIV 感染者是猴痘感染的高危人群,尤其是 CD4$^+$ T 细胞计数 <200 个/μl 或病毒未得到抑制的 HIV 感染者,他们不仅面临更高的猴痘感染风险,并且更容易发展为重症,可能导致严重的皮肤、黏膜疾病,甚至全身性多器官系统的病变,严重者可导致死亡。国内外研究均证实了这一点,并且发现 HIV 感染者的猴痘病死率较高。

因此,HIV 阳性人群的猴痘感染照护管理应当引起高度重视,结合针对性的健康教育,减少疾病传播,改善患者预后。

(一)坚持 ART,确保病毒抑制

对于 HIV 阳性人群,ART 不仅是控制 HIV 感染的基础措施,也是维持免疫系统功能的重要手段。在猴痘感染的背景下,持续应用 ART 对于防止免疫系统进一步受损尤为重要。有效抑制 HIV 不仅可以降低机会性感染的风险,还能显著缩短猴痘感染的病程,改善预后。

1. 已接受 ART 的患者　对于已经接受 ART 的患者,应鼓励他们继续严格遵循治疗方案,确保病毒处于被控制状态。护理人员应密切监测患者的 ART 依从性,并定期检查 HIV 病毒载量和 CD4$^+$ T 细胞计数,以评估 ART 疗效。在此过程中,护理人员还应加强患者健康教育,提醒患者 ART 中断可能导致病毒反弹,进一步削弱免疫系统,从而增加猴痘相关并发症的发生风险。

2. 尚未接受 ART 的患者　对于尚未启动 ART 的 HIV 阳性患者,尤其是免疫抑制严重者(CD4$^+$ T 细胞计数低于 200 个/μl),应立即邀请艾滋病诊疗专家介入,尽早启动 ART。这类患者通常面临更高的感染风险和更严重的猴痘症状。研究表明,尽早进行 ART 不仅可以帮助抑制 HIV 病毒载量,还能增强机体免疫功能,有效改善猴痘感染的临床表现并缩短病程。然而,在启动治疗前,须充分评估患者的临床状况,以确保治疗过程的安全性和有效性。

3. 免疫重建炎症综合征(immune reconstitution inflammatory syndrome,IRIS)的管理　在启动 ART 后,尤其是免疫抑制严重的患者(如 CD4$^+$ T 细胞计数低于 200 个/μl),可能会发生 IRIS。IRIS 是一种由于 ART 激活免疫系统,导致过度的免疫反应而加重原有感染症状的综合征。对于 HIV 阳性且感染猴痘病毒的患者,IRIS 可能导致猴痘症状恶化,出现严重的全身炎症反应,甚至导致死亡。因此,在启动或重新启动 ART 的过程中,医护人员须密切监测患者的免疫反应,尤其是在早期治疗阶段,以便及时识别和管理 IRIS 的症状。护理人员应与传染病专家紧密合作,确保在 ART 期间对患者进行全面的临床监测,并在必要时给予抗炎或免疫调节药物干预,以减轻 IRIS 的影响。

4. 综合护理与支持　在进行 ART 的同时,护理人员还应为患者提供全面的支持性护理,包括疼痛管理、营养支持以及心理健康指导等。对于免疫系统受损的患者,ART 的成功与否不仅取决于药物的使用情况,还与患者的整体健康状况密切相关。因此,护理人员应确保患者能够获得适当的生活方式指导,帮助他们在治疗期间保持良好的身体和心理状态。

5. ART 依从性的持续教育　对于 HIV 阳性猴痘患者的护理,ART 依从性的持续教育

至关重要。医护人员应持续向患者强调 ART 的重要性,并帮助他们应对长期治疗中可能遇到的挑战,如药物副作用、经济压力或心理负担等。通过制订个性化的护理计划,帮助患者克服这些挑战,确保他们能够长期坚持 ART,从而降低 HIV 病毒载量,增强免疫功能,促进猴痘的康复。

总之,坚持 ART 是 HIV 阳性患者管理猴痘感染的关键策略。医护人员应通过密切监测和及时干预,确保患者能够最大限度地从 ART 中受益。同时,在治疗过程中积极管理和预防潜在的并发症,如 IRIS,帮助患者实现最佳的临床预后。

（二）综合照护

除了 ART,HIV 阳性患者的照护还应包括全面的对症治疗、营养支持以及并发症的预防。护理工作的重点则包括感染风险控制、疼痛管理、营养支持和心理护理等。

1. 感染控制与并发症管理　对于 HIV 阳性患者,尤其是那些免疫抑制严重（$CD4^+$ T 细胞计数低于 200 个/μl）的患者,猴痘感染往往会引发严重的并发症,包括坏死性皮肤病变、呼吸道感染、全身性细菌感染和其他机会性感染。由于这些患者免疫系统功能显著受损,他们不仅感染风险升高,还可能出现更严重的疾病表现。因此,护理人员必须高度重视并发症的早期识别、及时干预,采取全面的感染控制措施。

HIV 阳性患者的皮肤损伤更容易继发细菌感染,特别是当皮肤出现破损、溃疡或坏死性病变时。护理人员应严格遵守无菌操作规范,确保在皮肤护理过程中使用无菌敷料并定期更换。护理人员在处理皮肤病变之前和之后都要进行彻底的手卫生,使用肥皂水或含酒精的洗手液,降低交叉感染的风险。对于已经出现的继发性感染,应根据细菌培养和药敏试验的结果合理选用抗菌药物,避免无指征的预防性抗生素滥用。

对于出现呼吸道症状或肺部感染的患者,呼吸道的清洁和护理尤为重要。护理人员应密切观察患者的呼吸情况,注意是否有呼吸急促、肺部杂音或其他呼吸困难的症状。如果患者出现肺部感染的迹象,应尽早进行病原学检查,并给予抗生素治疗。对于严重的肺部感染患者,可能还须考虑氧疗或机械通气等支持性治疗。

由于免疫力低下,HIV 阳性患者更容易发生全身性感染甚至败血症。在护理过程中,应定期监测患者的体温、血压、脉搏和呼吸频率,密切注意是否有感染加重的迹象。血液检测中的白细胞计数、C 反应蛋白水平等指标也是评估全身感染严重程度的重要参考指标。对于怀疑存在败血症的患者,应立即进行血液培养,根据培养结果给予敏感抗生素,同时密切监控患者的生命体征和病情变化。

在并发症的管理方面,当患者体温超过 38.5℃时,可以使用解热镇痛药（如对乙酰氨基酚）降温,但应注意避免因药物导致患者过度出汗而引发的虚脱风险。因此,在使用解热药物时,必须密切监测患者的液体平衡,防止脱水。

猴痘感染可能影响眼部,导致角膜炎或其他眼部病变。护理人员应定期检查患者的眼部健康状况,如发现角膜病变,可以使用含抗生素或抗病毒成分的滴眼液进行治疗,辅以维生素 A 以促进眼部组织修复。

HIV 阳性患者感染猴痘后,可能会出现严重的神经系统并发症,如脑炎。护理人员应密切观察患者的神经系统表现,包括意识水平、运动功能和语言能力的变化。

对于 HIV 阳性患者,口腔检查是一个重要的环节,尤其是在猴痘感染的背景下,免疫力低下的患者更容易出现口腔相关并发症。护理人员应密切观察患者口腔内的各类病变情况,包括因猴痘引发的皮损以及其他可能并发的感染或恶性病变,如真菌感染和卡波西肉瘤。

(1)警惕口腔真菌感染(白斑)　由于HIV阳性患者免疫力低下,常常发生口腔真菌感染(如口腔念珠菌病),其典型表现为口腔内出现白色斑块,这些白斑可能覆盖在舌、口腔内壁或软腭等部位。护理人员在每日检查中应仔细观察这些部位是否有白色、奶酪状斑块出现,并注意这些斑块是否可以轻易擦除,是否伴随局部红肿或疼痛。

一旦发现白斑,可能提示患者已经出现口腔念珠菌感染。护理人员应立即与医疗团队沟通,并商议进一步的抗真菌治疗,如局部应用制霉菌素或氟康唑等抗真菌药。同时,护理过程中要确保患者的口腔卫生,每天使用淡盐水或抗菌漱口水漱口,保持口腔清洁,避免食用过甜、辛辣或刺激性食物,这有助于减轻症状并预防进一步感染。

(2)监测卡波西肉瘤(Kaposi sarcoma,KS)的早期征兆(紫黑色结节)　KS是一种与HIV感染相关的恶性肿瘤,常发生于免疫功能极度受损的患者中,尤其是CD4$^+$ T细胞计数低的患者。该肿瘤可以影响口腔黏膜,其早期表现为口腔内出现紫黑色结节或斑块,常见于硬腭、舌或牙龈。护理人员应警惕这些异常的病变,观察其大小、颜色、质地的变化,尤其是那些没有明确诱因而出现的病变。

一旦发现类似的紫黑色结节或斑块,应立即通知医生进行进一步检查,通常需要活检以确认是否为卡波西肉瘤。对于确诊患者,治疗可能包括抗逆转录病毒治疗、放疗或化疗。其间,护理人员应加强患者的口腔卫生管理,避免进一步刺激病变区域,并向患者提供心理支持,帮助其应对潜在的心理压力和焦虑。

(3)口腔检查的综合要点　猴痘感染常伴随口腔黏膜病变,如溃疡或疱疹。护理人员应观察口腔内是否有因猴痘引发的皮损,注意这些病变是否有继发感染的迹象,如红肿或坏死等。对于疼痛严重的患者,可以使用局部麻醉剂或镇痛药物以缓解疼痛,并嘱患者使用淡盐水或氯己定漱口以保持清洁。

2. 疼痛照护　疼痛是住院患者的常见问题,而在HIV阳性人群中,生殖器和肛门直肠区域的疼痛尤为显著。疼痛程度通常从中度到重度不等。根据疼痛评分选择合适的镇痛药物,如对乙酰氨基酚、布洛芬等,针对中重度疼痛可考虑使用曲马多或阿片类药物。此外,肛肠部位的疼痛还可使用润肤剂或类固醇直肠栓剂,辅以口服泻药和坐浴来缓解不适。护理人员需密切监测患者疼痛的变化,并根据患者反馈调整用药方案。

3. 营养支持　HIV阳性患者的营养支持应着重于补充足够的能量、蛋白质、维生素和矿物质,确保水、电解质平衡。对于发热患者,饮食应以清淡、易消化的高能量食物为主,必要时可考虑肠外营养。此外,避免食用生冷、辛辣、刺激性食物,并可适当补充益生菌,以促进肠道健康。

4. 心理护理　HIV阳性患者在感染猴痘后,常会出现焦虑、抑郁、孤独感等心理问题。医护人员应为患者提供必要的心理支持,定期评估患者的心理状态,必要时请心理专科医生介入。通过心理疏导、沟通和药物辅助治疗,帮助患者缓解情绪压力,提升他们的情绪稳定性。

(三)疾病预防宣教

HIV感染者应避免与已感染猴痘的患者发生任何形式的密切接触,包括性接触(如口交、肛交、阴道性交),以及触摸猴痘患者的生殖器、皮肤损伤,避免拥抱或长时间面对面接触。应避免接触可能携带MPXV的动物。如发生高风险接触暴露,HIV阳性者可考虑接受猴痘疫苗接种,以降低感染风险。关于疫苗接种与预防措施:对于 HIV 阳性患者,尤其是 CD4$^+$ T 细胞计数较低的患者,建议优先考虑接种猴痘疫苗,特别是在有感染风险的情况下。此外,接触猴痘患者或病毒暴露后,尽早使用预防性抗病毒药物也是重要的预防手段。

综上所述,HIV 阳性人群在猴痘疫情中面临较高风险,因此需要实施多层次的照护管理。ART、并发症预防、心理支持、营养管理以及针对性的预防措施,均是确保这类患者获得良好预后的关键因素。医护人员在照护中应密切关注患者的免疫状态和疾病进展,及时采取个性化的干预措施,以最大限度地减轻疾病的负担并提高患者的生活质量。

三、孕妇

尽管本次猴痘疫情对 MSM 人群和双性恋男性的影响尤为严重,但猴痘病毒的传播既不限于性别,也不限于性取向。孕妇及其胎儿若感染猴痘,将会变得非常脆弱,面临更高的严重并发症发生风险和死亡风险。

首先,妊娠期免疫系统发生了显著变化,以辅助性 T 细胞(helper T cell,Th cell)1 主导的环境转向以 Th2 细胞为主导,导致 Th1 细胞介导的抗病毒免疫反应减弱,从而增加了孕妇对病毒感染的易感性。猴痘病毒通过表达可溶性干扰素-α/β 结合蛋白,干扰宿主的干扰素信号通路,进一步抑制抗病毒反应。这种免疫抑制的双重效应增加了孕妇感染猴痘的风险及其病情的严重性。此外,自 1980 年停止接种天花疫苗以来,人群对痘病毒的免疫力普遍减弱,特别是育龄期女性缺乏针对猴痘病毒的交叉保护性免疫力。

目前关于妊娠期感染猴痘的临床特征、垂直传播潜力、母体并发症和胎儿结局的信息有限。与猴痘感染导致的不良妊娠结局相关危险因素,目前尚不清楚。在 2007 年 3 月至 2011 年 7 月,刚果民主共和国的 4 名经实验室确诊猴痘的孕妇中,1 名轻症妇女足月分娩了新生儿,且新生儿没有猴痘感染的临床特征;其余 3 名中至重症的妇女都表现出不良妊娠结局。其中 2 名在妊娠 6 周发生自发性妊娠早期流产,1 例在妊娠 18 周出现妊娠中期死胎,死胎有水疱疹、肝大和水肿表现,同时在胎儿组织、脐带和胎盘中检测到高病毒载量,这进一步证实了 MPXV 的垂直传播可能。另外,还有 1 名在妊娠 24 周时发生母体感染的妇女在妊娠 30 周时早产,其新生儿出生时有类似猴痘的全身性皮疹表现。

即使目前的数据有限,但基于上述案例和现有知识,针对孕妇的猴痘护理管理至少应包括以下几个方面。

(一)照护场所选择

对于轻度或无并发症的猴痘感染孕妇或新近怀孕的妇女,通常不需要紧急住院治疗,但建议在医疗机构中进行密切监测,确保病情得到良好控制。对于病情严重或出现复杂并发症的患者,应考虑转入监护中心进行强化照护。

(二)综合照护

对孕妇的护理方案应结合产科和传染病专家的意见,确保母婴健康。患有猴痘的孕妇应获得以女性为中心的、多学科协作的护理服务,包括助产士、产科医生、妇科医生、胎儿医学专家和新生儿护理团队共同参与。此外,心理健康支持和社会心理支持也非常重要。这些支持可以帮助孕妇应对感染带来的心理压力和焦虑情绪。

（三）分娩方式的个体化处理

分娩方式的选择应基于产科适应证和孕妇的个人偏好。在医学上合理并且确保母婴安全的前提下，才可考虑引产或剖宫产。对于妊娠晚期或最后四周感染猴痘的孕妇，除非有产科因素或严重的临床指征，否则猴痘不应成为提前结束妊娠的原因。在猴痘急性期，母体体内可能产生 IgG 和 IgM 抗体，因此推迟分娩可能有助于胎盘转移母体的 IgG 抗体，为胎儿提供免疫保护。

剖宫产可能是患有猴痘的孕妇最合理的分娩选择，尤其是在肛门生殖器区域出现皮疹的情况下。通过阴道分娩可能增加新生儿暴发性败血症的风险，包括脑炎、角膜炎和坏死性皮肤感染。因此，在此类情况下，剖宫产可以有效降低新生儿的感染风险。

分娩过程中，应密切监测新生儿的情况。分娩时，建议对脐带血和胎盘进行病毒载量评估，并对新生儿的标本进行实时 PCR 检测，以确定是否存在母婴垂直传播的风险。

（四）常规产科护理

已从猴痘中康复的孕妇和新近分娩的妇女，应继续接受常规的产前、产后护理，如有并发症出现，应立即提供额外的护理支持。家庭成员和社区也应积极参与，提供情感和实际帮助，减轻孕妇的心理负担，促进康复。

（五）营养和健康维护

孕妇及新近分娩的妇女在康复过程中需要额外的营养支持，以满足母体和胎儿的营养需求。护理人员应鼓励她们保持均衡饮食，摄取足够的蛋白质、维生素和矿物质，合理管理体重。相比普通孕妇，感染猴痘的孕妇可能有更高的营养需求，以支持免疫系统并促进病情的恢复。

（六）胎儿监测

尽管猴痘的垂直传播风险尚未完全量化，但鉴于存在垂直传播的可能性，确诊猴痘的孕妇应进行胎儿的连续超声监测，观察是否有先天性感染的迹象。超声监测的目标包括观察肝大、胎儿水肿、胎盘钙化和胎儿生长受限等体征。若发现这些异常迹象，可考虑进行羊膜腔穿刺术并通过 RT-PCR 检测胎儿感染情况，尽管目前羊水中猴痘病毒的检测灵敏度尚不明确。

孕妇感染猴痘时面临独特的风险，特别是因免疫系统变化和对病毒的易感性增加，导致发生母婴并发症的概率较高。因此，孕妇的猴痘护理必须基于全面的评估和个性化的护理方案。多学科团队紧密协作，确保母婴安全和健康是护理的关键目标。在疾病预防和治疗中，应时刻关注母婴的健康状态，及时进行综合干预，最大限度地降低不良结局的发生风险。

四、感染猴痘的母亲生育及喂养的婴儿

在猴痘疫情中，感染猴痘的母亲在妊娠的任何阶段、分娩时以及其所生的新生儿都被视为潜在感染者。因为新生儿的免疫系统尚未发育完全，感染猴痘病毒后可能发展为重症，对其进行的护理和管理尤为重要，需要考虑多方因素。

（一）母婴分离与隔离管理

患有猴痘的母亲在分娩期间可能会通过直接接触或其他途径将病毒传播给新生儿。即使婴儿在分娩过程中未被感染，由于其免疫系统尚未发育成熟，面对病毒时的抵抗力较低，

出生后与母亲同室仍有暴露风险。大多研究建议，在母亲感染猴痘的情况下，分娩后应采取母婴隔离措施，以防止病毒传播给新生儿。新生儿出生后，通常建议母婴暂时隔离并进行病毒检测。检测方法包括从新生儿的咽喉拭子、血液、尿液和任何皮肤病变拭子中检测猴痘病毒，以确诊或排除感染。如果母亲和新生儿的检测结果均为阴性，或在多学科专家组的评估后认为母婴同室不会增加风险，可以重新考虑安排母婴同室。这一决策应充分听取产科、病毒学、新生儿科以及传染病专家的意见，确保决策的科学性与安全性。

（二）喂养选择与风险管理

目前关于感染猴痘的母亲是否可以进行母乳喂养的研究仍然有限，且没有足够的证据表明猴痘病毒能否通过母乳传播。除了母乳本身可能存在的风险，还有已知的密切接触传播风险和飞沫传播风险。因此，一般情况下，建议感染猴痘的母亲暂时避免母乳喂养。大多数研究也主张，如果母亲感染了猴痘，母婴应避免接触，包括母乳喂养，直到母亲的传染性阶段结束。WHO对此持谨慎态度，认为母乳喂养虽非绝对禁忌，但建议感染猴痘的母亲最好避免母乳喂养或母乳捐赠，以降低病毒传播的风险。

总的来说，鉴于密切接触存在传播风险，建议使用安全的替代喂养方式，包括配方奶粉或来自非猴痘感染者的母乳捐赠，确保婴儿的营养需求得到满足，同时避免感染风险。

（三）婴儿健康监测

母婴分离和替代喂养可能对婴儿的饮食习惯和营养摄入产生影响，因此须确保婴儿获得足够的营养，以促进其正常地生长发育。同时，医护人员应定期评估婴儿的体重、身高、体温等生命体征，以观察其生长发育情况，确保其健康状况稳定。

（四）心理支持与教育

母婴分离可能对母亲及家属造成一定的心理压力。医护人员应及时为母亲及其家属提供心理支持和健康教育，解释母婴分离的必要性以及相关的防护措施。帮助家属了解猴痘对婴儿的潜在风险。同时，耐心解答他们的疑惑，减轻他们的焦虑感。

感染猴痘的母亲在喂养婴儿过程中存在较高的传染风险，母婴分离和严格的感染控制措施是确保新生儿安全的科学策略。根据母亲和婴儿的具体健康状况，谨慎选择喂养方式，配方奶粉或捐赠母乳可作为替代方案。通过定期健康监测、心理支持以及科学的健康教育，可以有效降低猴痘病毒传播给婴儿的风险，为婴儿的健康生长护航。

五、儿童

在本轮猴痘疫情中，尽管全球报告的18岁以下儿童病例相对较少，但其仍属于高危人群，需要特殊的照护。尤其是婴幼儿的免疫系统尚未完全成熟，感染后更容易发展为重症或出现并发症。因此，在猴痘感染或暴露情况下，需要采取严格的监测和防控措施。

（一）暴露风险

儿童的猴痘暴露风险通常存在于家庭、托儿所、学校或其他发生密切接触的环境中。对于青少年群体，还应考虑性接触暴露的可能性。猴痘病毒的传播效率取决于传染源的感染性、暴露的性质和持续时间，以及暴露儿童的易感性。共用物品，如床单、毛巾等，可能增加病毒传播风险，皮损病变暴露在外风险也较高。虽然没有证据表明幼儿比其他年龄组更容易感染猴痘，但五岁以下儿童和免疫力低下的儿童感染后可能面临更严重的疾病风险，因此需特别关注。

（二）对症支持治疗

1. 退热与疼痛管理　婴幼儿患猴痘后常伴随发热、疼痛等不适症状。对体温超过38.5℃且伴有明显不适的患儿,应使用布洛芬或对乙酰氨基酚等解热药物进行对症治疗;6个月以下的婴儿可采用物理降温。要警惕高热惊厥,患儿一旦出现高热惊厥,应立即采取止惊治疗。

2. 皮肤护理　保持皮肤清洁是防止继发性细菌感染的关键措施。对于出现皮疹的患儿,应避免抓挠,避免皮损进一步感染。对皮疹破溃的患儿,可以采用3%硼酸溶液或0.5%呋喃西林溶液湿敷;瘙痒症状严重者,可外用炉甘石洗剂或使用抗组胺药。对于1岁以下婴儿伴有口腔病变者,可用棉签蘸淡盐水擦拭口腔。

3. 液体和营养支持　对于出现食欲缺乏、呕吐或腹泻的儿童,应及时口服或静脉补液,维持水、电解质平衡,确保充分摄入热量和营养。对于早产儿及低体重儿,应加强营养支持,监测其生长发育状况,特别是在感染期间。对于婴幼儿,喂养护理至关重要,应确保其摄入足够的蛋白质、维生素等营养成分,以促进康复。

（三）并发症的管理

1. 皮肤继发细菌感染　猴痘患者常因皮肤损伤而并发细菌感染,如蜂窝织炎、脓肿等。护理人员应根据病情酌情使用外用抗菌药物,如2%莫匹罗星软膏,同时进行抗菌药物治疗。必要时,由外科医生进行清创和引流。

2. 呼吸道并发症　部分婴幼儿感染后可能出现肺炎或急性呼吸窘迫综合征。应密切关注患儿的临床表现和实验室指标,如血气分析结果等,及时给予氧疗或机械通气,保护心肺等重要器官功能。如明确存在细菌或病毒的双重感染,须尽早选择相应的抗病原体治疗方案。

3. 消化道并发症　对于出现呕吐、腹泻等消化道症状的患儿,须密切监测其体液和电解质平衡。及时口服或静脉补液,防止脱水。

4. 脓毒症和感染性休克　当患儿出现脓毒症或感染性休克症状时,需及时进行液体复苏疗法,并根据情况使用血管活性药物和抗感染治疗,避免休克进一步恶化。

5. 脑炎和神经系统并发症　对于感染严重的婴幼儿,须警惕脑炎等神经系统并发症的发生。应及时使用脱水降颅内压药物、镇静药物,并根据情况使用抗病毒药物。同时,须定期进行神经系统检查,观察患儿有无意识障碍或其他神经系统症状出现。

（四）心理支持

婴幼儿和儿童患者在猴痘康复过程中,可能会因外在症状(如皮疹、瘢痕)受到心理和社交方面的困扰。特别是年龄稍大的儿童,可能因外貌变化或社会排斥产生自卑和焦虑情绪。护理人员应关注患儿的情绪波动,并通过心理疏导、家庭支持等方式帮助其应对心理压力。必要时,建议心理专科医生介入进行心理干预。

总之,儿童因其免疫系统尚未成熟,感染猴痘后容易发展为重症。针对这一人群的照护应包括及时对症支持治疗以及并发症管理。同时,儿童的心理支持也是重要的一环,护理人员应及时识别患儿的心理压力,提供适当的心理干预,确保其身心健康的恢复。

第八节　猴痘住院患者伦理与照护决策

在猴痘住院患者的伦理与照护决策中,患者隐私、尊严以及知情同意等问题至关重要。

这些问题不仅关系到患者的健康状况和治疗效果,还反映了医疗系统的伦理规范和人文关怀精神。

一、患者隐私与尊严

在猴痘患者住院期间,由于疾病的传染性和社会污名,患者的隐私往往更容易受到侵犯。因此,在护理过程中应采取一系列措施,确保患者的隐私得到充分保护。

1. 感染控制中的隐私保护　在实施感染控制措施时,护理人员应采取适当的方式,避免泄露患者的个人病史和健康信息。例如,避免在公共场所公开讨论患者的病情,确保病房环境具有足够的私密性。

2. 信息保密　医疗机构应严格遵守隐私保护法规,确保患者的个人医疗信息在未经授权的情况下不会泄露给第三方。

3. 尊严维护　在猴痘住院患者的照护中,患者的尊严同样需要得到充分尊重。特别是在隔离期间,患者可能感到孤立和不适。为此,护理人员可以采取以下措施来保护患者的尊严:首先,提供个性化护理。根据患者的文化背景、信仰和个人偏好,提供个性化的护理服务,避免采用千篇一律的照护模式。其次,注重心理支持。由于隔离可能带来心理压力,患者的心理健康状况可能会受到影响。护理人员应定期与患者沟通,提供情感上的支持,必要时还应安排心理咨询服务。最后,争取社会支持,尽可能让患者保持与家人和朋友的联系,并为其家庭成员做好疾病知识宣教,取得家人支持和理解。

二、知情同意与照护决策

(一)知情同意

猴痘患者在住院期间接受治疗和护理时,知情同意是确保患者权利得到保障的重要环节。它要求患者在清晰了解自身病情、治疗方案以及潜在风险和益处的前提下,做出自主决策。这需要护理团队和医生提供充分的沟通和解释。

1. 透明的医疗信息传达　医护人员应以简单易懂的语言向患者解释病情、治疗方法、可能产生的副作用和替代方案,确保患者理解所有相关信息。

2. 多语言和文化适应性支持　对于语言不通或文化背景不同的患者,应提供翻译服务或文化适应性支持,以确保患者能够在充分理解的前提下做出决策。

3. 法律和伦理支持　在涉及长期照护或特殊治疗(如实验性药物或新的治疗方式)时,患者可能面临更加复杂的决策。在这种情况下,患者应获得相应的法律和伦理支持,确保他们的知情权得到充分保障。

(二)自主决策

尊重患者的自主决策权是伦理照护的重要部分。在猴痘住院患者面临长期护理或特殊治疗决策时,患者的意愿应被充分尊重。

1. 长期护理选择　对于需要长期住院的猴痘患者,护理团队应与患者及其家属密切沟通,提供多样化的护理选项,并确保患者在了解所有可能后果的情况下自主选择合适的护理方式。

2. 尊重患者的拒绝治疗权　即便医学专家推荐某种治疗方法,患者仍有权根据自身意愿拒绝该治疗。护理团队应尊重患者的选择,并提供相应的支持。

　　猴痘住院患者的隐私、尊严、知情同意权和自主决策权不仅是医疗伦理的重要组成部分,还是提供优质护理服务的基础,更是人文关怀精神的体现。通过尊重患者的权利,提供个性化照护服务,并确保患者在决策过程中处于主动地位,可以有效提高患者的满意度和治疗效果,同时维护医疗系统的公正性与人道主义精神。

参考文献

［1］国家疾病预防控制局，国家卫生健康委员会 . 猴痘防控方案［R］. 北京：国家疾病预防控制局，2023.

［2］LETAFATI A，SAKHAVARZ T. Monkeypox virus：A review［J］. Microbial Pathogenesis，2023，176：106027.

［3］MITJÀ O，OGOINA D，TITANJI B K，et al. Monkeypox［J］. The Lancet，2023，401（10370）：60-74.

［4］MCCOLLUM A M，DAMON I K. Human monkeypox［J］. Clinical Infectious Diseases，2014，58（2）：260-267.

［5］SINGHAL T，KABRA S K，LODHA R. Monkeypox：A Review［J］. Indian Journal of Pediatrics，2022，89（10）：955-960.

［6］PENG Q，XIE Y，KUAI L，et al. Structure of monkeypox virus DNA polymerase holoenzyme［J］. Science，2023，379（6627）：100-105.

［7］ZHANG S，WANG F，PENG Y，et al. Evolutionary trajectory and characteristics of Mpox virus in 2023 based on a large-scale genomic surveillance in Shenzhen，China［J］. Nature Communications，2024，15（1）：7452.

［8］BERTHET N，DESCORPS-DECLÈRE S，BESOMBES C，et al. Genomic history of human monkey pox infections in the Central African Republic between 2001 and 2018［J］. Scientific Reports，2021，11（1）：13085.

［9］LANSIAUX E，JAIN N，LAIVACUMA S，et al. The virology of human monkeypox virus（hMPXV）：A brief overview［J］. Virus Research，2022，322：198932.

［10］KANNAN S R，SACHDEV S，REDDY A S，et al. Mutations in the monkeypox virus replication complex：Potential contributing factors to the 2022 outbreak［J］. Journal of Autoimmunity，2022，133：102928.

［11］FORNI D，MOLTENI C，CAGLIANI R，et al. Geographic structuring and divergence time frame of monkeypox virus in the endemic region［J］. GJournal of Infectious Diseases，2023，227（6）：742-751.

［12］LUO Y H，ZHANG T，CAO J L，et al. Monkeypox：An outbreak of a rare viral disease［J］. Journal of Microbiology，Immunology and Infection，2024，57（1）：1-10.

［13］LI Y，SHEN Y，HU Z，et al. Structural basis for the assembly of the DNA polymerase holoenzyme from a monkeypox virus variant［J］. Science Advances，2023，9（16）：eadg2331.

［14］ANDREI G, SNOECK R. Differences in pathogenicity among the mpox virus clades: impact on drug discovery and vaccine development［J］. Trends in Pharmacological Sciences, 2023, 44(10):719-739.

［15］YINDA C K, MORRIS D H, FISCHER R J, et al. Stability of monkeypox virus in body fluids and wastewater［J］. S Emerging Infectious Diseases, 2023, 29(10): 2065-2072.

［16］BATÉJAT C, GRASSIN Q, FEHER M, et al. Heat inactivation of monkeypox virus［J］. Journal of Biosafety and Biosecurity, 2022, 4(2): 121-123.

［17］MEISTER T L, TAO R, BRÜGGEMANN Y, et al. Efficient inactivation of monkeypox virus by World Health Organization-recommended hand rub formulations and alcohols［J］. E Emerging Infectious Diseases, 2023, 29(1): 189-192.

［18］KAMPF G. Efficacy of biocidal agents and disinfectants against the monkeypox virus and other orthopoxviruses［J］. Journal of Hospital Infection, 2022, 127: 101-110.

［19］SIAMI H, ASGHARI A, PARSAMANESH N. Monkeypox: Virology, laboratory diagnosis and therapeutic approach［J］. Journal of Gene Medicine, 2023, 25(9): e3521.

［20］BAYER-GARNER I B. Monkeypox virus: Histologic, immunohistochemical and electron-microscopic findings［J］. M Journal of Cutaneous Pathology, 2005, 32(1): 28-34.

［21］彭嘉怡, 代海峰, 王丹妮, 等. 再发传染病-猴痘研究进展［J］. 中华临床感染病杂志, 2023, 16(01): 67-74.

［22］RAMPOGU S, KIM Y, KIM S W, et al. An overview on monkeypox virus: Pathogenesis, transmission, host interaction and therapeutics［J］. Frontiers in Cellular and Infection Microbiology, 2023, 13: 1076251.

［23］DUNNING J, OCHU C. An opportunity seized: Rapid clinical research provides insights into monkeypox virus dynamics and durations of infectiousness［J］. A Lancet Infectious Diseases, 2023, 23(4):383-385.

［24］SUÑER C, UBALS M, TARÍN-VICENTE E J, et al. Viral dynamics in patients with monkeypox infection: A prospective cohort study in Spain［J］. Lancet Infectious Diseases, 2023, 23(4):445-453.

［25］ORTINS-PINA A, HEGEMANN B, SAGGINI A, et al. Histopathological features of human mpox: Report of two cases and review of the literature［J］. Journal of Cutaneous Pathology, 2023, 50(8):706-710.

［26］AL-MUSA A, CHOU J, LABERE B. The resurgence of a neglected orthopoxvirus: Immunologic and clinical aspects of monkeypox virus infections over the past six decades［J］. Clinical Immunology, 2022, 243: 109108.

［27］SAGHAZADEH A, REZAEI N. Insights on Mpox virus infection immunopathogenesis［J］. Reviews in Medical Virology, 2023, 33(2): e2426.

［28］THAKUR M, DAS P, SOBTI R C, et al. Human monkeypox: Epidemiology, transmission, pathogenesis, immunology, diagnosis and therapeutics [J]. Molecular and Cellular Biochemistry, 2023, 478(9):2097-2110.

[29] NIU L, LIANG D, LING Q, et al. Insights into monkeypox pathophysiology, global prevalence, clinical manifestation and treatments [J]. Frontiers in Immunology, 2023, 14:1132250.

[30] LI H, HUANG Q Z, ZHANG H, et al. The land-scape of immune response to monkeypox virus [J]. EBioMedicine, 2023, 87:104424.

[31] 潘立鑫, 王冠予, 樊晓晖. 猴痘的病原学、流行病学和防治方法[J]. 国际生物制品学杂志, 2023, 46(5): 289-294.

[32] MARONESE C A, BERETTA A, AVALLONE G, et al. Clinical, dermoscopic and histopathological findings in localized human monkeypox: A case from northern Italy [J]. British Journal of Dermatology, 2022, 187(5):822-823.

[33] CICCARESE G, DI BIAGIO A, BRUZZONE B, et al. Monkeypox outbreak in Genoa, Italy: Clinical, laboratory, histopathologic features, management, and outcome of the infected patients [J]. Journal of Medical Virology, 2023, 95(2): e28560.

[34] ZANDI M, SHAFAATI M, HOSSEINI F. Mechanisms of immune evasion of monkeypox virus [J]. Frontiers in Microbiology, 2023, 14: 1106247.

[35] LUM F M, TORRES-RUESTA A, TAY M Z, et al. Monkeypox: Disease epidemiology, host immunity and clinical interventions [J]. Nature Reviews Immunology, 2022, 22(10): 597-613.

[36] RODRÍGUEZ-CUADRADO F J, NÁJERA L, SUÁREZ D, et al. Clinical, histopathologic, immunohistochemical, and electron microscopic findings in cutaneous monkeypox: A multicenter retrospective case series in Spain [J]. Journal of the American Academy of Dermatology, 2023, 88(4): 856-863.

[37] KARAGOZ A, TOMBULOGLU H, ALSAEED M, et al. Monkeypox (mpox) virus: Classification, origin, transmission, genome organization, antiviral drugs, and molecular diagnosis [J]. Journal of Infection and Public Health, 2023, 16(4): 531-541.

[38] RITTER J M, MARTINES R B, BHATNAGAR J, et al. Pathology and monkeypox virus localization in tissues from immunocompromised patients with severe or fatal mpox [J]. The Journal of Infectious Diseases, 2024, 229(Supplement_2): S219-S228.

[39] TAJUDEEN Y A, OLADIPO H J, MUILI A O, et al. Monkeypox: A review of a zoonotic disease of global public health concern [J]. Health Promotion Perspectives, 2023, 13(1): 1-9.

[40] 彭丹萍, 牛俊奇, 张凯宇. 猴痘的流行病学和临床特点[J]. 中华传染病杂志, 2023, 41(5): 358-361.

[41] VaccinesWork. Five charts on monkeypox, past and present [EB/OL]. (2022-08-16) [2024-08-29]. https://www.gavi.org/vaccineswork/five-charts-monkeypox-past-and-present?gad_source=1&gclid=EAIaIQobChMI8uTlruu3iAMV06hmAh1wbizTEAAYASA AEgLyHvD_BwE.

［42］World Health Organization. Multi-country outbreak of mpox，External situation report #35-12 August 2024［EB/OL］.（2024-08-12）［2024-08-27］. https：//www.who.int/publications/m/item/multi-country-outbreak-of-mpox--external-situation-report-35--12-august-2024.

［43］常宇南，商婷婷，唐琦钦，等. 人感染猴痘的流行病学变迁史［J］. 中华儿科杂志，2022，60（8）：836-839.

［44］NAGATA N，SAIJO M，KATAOKA M，et al. Pathogenesis of fulminant monkeypox with bacterial sepsis after experimental infection with West African monkeypox virus in a cynomolgus monkey［J］. International Journal of Clinical and Experimental Pathology，2014，7（7）：4359-4370.

［45］DOU Y M，YUAN H，TIAN H W. Monkeypox virus：past and present［J］. World Journal of Pediatrics，2023，19（3）：224-230.

［46］FOCOSI D，NOVAZZI F，BAJ A，et al. Monkeypox：An international epidemic［J］. Reviews in Medical Virology，2022，32（6）：e2392.

［47］LI H，ZHANG H，DING K，et al. The evolving epidemiology of monkeypox virus［J］. Cytokine and Growth Factor Reviews，2022，68：1-12.

［48］李小迪，曹玮，李太生. 非流行地区猴痘暴发的思考与建议［J］. 中华医学杂志，2022，102（28）：2148-2152.

［49］World Health Organization. WHO appeal：Mpox public health emergency 2024［EB/OL］.（2024-08-27）［2024-08-30］. https：//www.who.int/publications/m/item/who-appeal--mpox-public-health-emergency-2024.

［50］Royal College of Paediatrics and Child Health. Monkeypox outbreak 2022：Guidance［EB/OL］.（2022-06-01）［2023-08-11］. https：//www.rcpch.ac.uk/resources/monkeypox-outbreak-2022-guidance.

［51］BEER E M，RAO V B. A systematic review of the epidemiology of human monkeypox outbreaks and implications for outbreak strategy［J］. PLoS Neglected Tropical Diseases，2019，13（10）：e0007791.

［52］MEO S A，KLONOFF D C. Human monkeypox outbreak：Global prevalence and biological，epidemiological and clinical characteristics：Observational analysis between 1970-2022［J］. European Review for Medical and Pharmacological Sciences，2022，26（15）：5624-5632.

［53］IHEKWEAZU C，YINKA-OGUNLEYE A，LULE S，et al. Importance of epidemiological research of monkeypox：is incidence increasing?［J］. Expert Review of Anti-infective Therapy，2020，18（5）：389-392.

［54］YINKA-OGUNLEYE A，DALHAT M，AKINPELU A，et al. Mpox（monkeypox）risk and mortality associated with HIV infection：A national case-control study in Nigeria［J］. BMJ Global Health，2023，8（11）：e013126.

［55］粟斌，窦豆，方冬. 猴痘疫情的现状以及挑战与展望［J］. 中华实验和临床病毒学杂志，2022，36（6）：712-718.

［56］ALI E, SHEIKH A, OWAIS R, et al. Comprehensive overview of human monkeypox：Epidemiology, clinical features, pathogenesis, diagnosis and prevention［J］. Annals of Medicine and Surgery（London）, 2023, 85（6）: 2767-2773.

［57］PHILPOTT D, HUGHES C M, ALROY K A, et al. Epidemiologic and clinical characteristics of monkeypox cases：United States, May 17-July 22, 2022［J］. MMWR Morbidity and Mortality Weekly Report, 2022, 71（32）:1018-1022.

［58］LIU X, JIANG X H, ZHU Z, et al. The novel monkeypox outbreak：What should we know and reflect on?［J］. Zoonoses, 2022, 2（1）: 980.

［59］GHAFFAR R A, SHAHNOOR S, FAROOQ M. Increased prevalence of HIV among monkeypox patients：An alarming update［J］. New Microbes and New Infections, 2022, 49: 101039.

［60］商伟静, 梁万年, 刘民. 2022—2024年全球猴痘流行特征及防控进展研究［J］. 国际病毒学杂志, 2024, 31（4）: 347-352.

［61］ZHANG W, QI X, YANG L, et al. Mpox patients' experience from infection to treatment and implications for prevention and control：A multicenter qualitative study in China［J］. Journal of Medical Virology, 2024, 96（1）: e29338.

［62］李婷婷, 李柏松, 唐文革, 等. 中国大陆首例猴痘确诊病例流行病学调查和处置［J］. 国际病毒学杂志, 2022,29（5）: 391-394.

［63］李培龙, 汤后林, 李东民, 等. 我国男男性行为人群的猴痘认知现状及相关因素分析［J］. 中华流行病学杂志, 2023,44（2）: 257-262.

［64］WEBB E, RIGBY I, MICHELEN M, et al. Availability, scope and quality of monkeypox clinical management guidelines globally：A systematic review［J］. BMJ Global Health, 2022, 7（8）: e009838.

［65］陈祥生, 王千秋, 尹跃平, 等. 加强我国猴痘的综合监测与公共卫生应对［J］. 中华皮肤科杂志, 2022,55（12）: 1058-1060.

［66］World Health Organization. WHO suggested outbreak case definition［EB/OL］. （2022-06-15）［2024-08-29］. https://cdn.who.int/media/docs/default-source/documents/emergencies/outbreak-toolkit/who-suggested-outbreak-case-definition3c9e12f0-d346-4583-b34c-99c3a201aa1c.pdf?sfvrsn=521f7713_1.

［67］World Health Organization. Clinical characterization of mpox including monitoring the use of therapeutic interventions：Statistical analysis plan, 13 October 2023［EB/OL］. （2023-10-13）［2024-08-27］. https://www.who.int/publications/i/item/WHO-MPX-Clinical-Analytic_plan-2023.1.

［68］国家传染病医学中心（复旦大学附属华山医院）, 中华预防医学会感染性疾病防控分会. 猴痘公众防护指南（2023）［J］. 中华传染病杂志, 2023, 41（10）: 623-630.

［69］JAIROUN A A, AL-HEMYARI S S, ABDULLA N M, et al. Awareness and preparedness of human monkeypox outbreak among university students：Time to worry or one to ignore?［J］. Journal of Infection and Public Health, 2022, 15（10）: 1065-1071.

［70］UK Health Security Agency. Mpox contact tracing guidance：Classification of contacts and follow-up advice for non-HCID strains of MPXV［EB/OL］.（2023-10-15）［2024-08-27］. https：//assets.publishing.service.gov.uk/media/63caa946e90e07071a59747d/monkeypox-contact-tracing-classification-and-vaccination-matrix-version-17-23-january-2023.pdf.

［71］REINA J, IGLESIAS C. Vaccines against monkeypox［J］. Medicina Clínica（English Edition），2023，160（7）：305-309.

［72］KIM S B, JUNG J, PECK K R. Monkeypox：The resurgence of forgotten things［J］. Epidemiology and Health，2022，44：e2022082.

［73］AMER F, KHALIL H E S, ELAHMADY M, et al. Mpox：Risks and approaches to prevention［J］. Journal of Infection and Public Health，2023，16（6）：901-910.

［74］NADAR S, KHAN T, OMRI A. Reemergence of monkeypox：Prevention and management［J］. Expert Review of Anti-infective Therapy，2022，20（11）：1425-1433.

［75］World Health Organization. Mpox（Monkeypox）outbreak：Global trends［EB/OL］.（2023-12-28）［2024-08-27］. https：//worldhealthorg.shinyapps.io/mpx_global/.

［76］CHAKRABORTY S, MOHAPATRA R K, CHANDRAN D, et al. Monkeypox vaccines and vaccination strategies：Current knowledge and advances. An update-Correspondence［J］. International Journal of Surgery，2022，105：106869.

［77］World Health Organization. Mpox vaccine tracker：List of vaccine candidates in research and development［EB/OL］.（2024-08-30）［2024-09-03］. https：//www.who.int/publications/m/item/mpox-vaccine-tracker---list-of-vaccine-candidates-in-research---development.

［78］张瑾，薛晓宁，滕新栋，等. 猴痘基础与临床研究进展［J］. 中华皮肤科杂志，2022，55（12）：1061-1063.

［79］LIU X, ZHU Z, MIAO Q, et al. Monkeypox：A danger approaching Asia［J］. Bioscience Trends，2022，16（4）：245-248.

［80］World Health Organization. Public health advice on mpox and congregate settings：Settings in which people live，stay or work in proximity［EB/OL］.（2023-03-20）［2024-08-20］. https：//www.who.int/publications/m/item/public-health-advice-on-mpox-and-congregate-settings--settings-in-which-people-live--stay-or-work-in-proximity.

［81］World Health Organization. Public health advice on mpox（monkeypox）and sex-on-premises venues and events［EB/OL］.（2023-03-01）［2024-08-20］. https：//www.who.int/publications/m/item/public-health-advice-on-mpox-(monkeypox)-and-sex-on-premises-venues-and-events.

［82］HAN Y, WANG X, LI X, et al. The willingness of healthcare workers to be vaccinated against monkeypox and their knowledge about monkeypox：A systematic review and meta-analysis［J］. Heliyon，2024，10（15）：e35196.

［83］LIU J, LIU S, YU S, et al. Willingness to receive mpox vaccine among men who have sex with men：A systematic review and meta-analysis［J］. BMC Public Health，2024，24

(1): 1878.

［84］GOYAL L, AJMERA K, PANDIT R, et al. Prevention and treatment of monkeypox: A step-by-step guide for healthcare professionals and general population［J］. Cureus, 2022, 14(8): e28230.

［85］LEÓN-FIGUEROA D A, BARBOZA J J, VALLADARES-GARRIDO M J, et al. Prevalence of intentions to receive monkeypox vaccine: A systematic review and meta-analysis［J］. BMC Public Health, 2024, 24(1): 35.

［86］U.S. Department of Health and Human Services. Smallpox/monkeypox vaccine (JYNNEOS™): What you need to know［EB/OL］. (2022-11-14)［2024-08-29］. https://www.cdc.gov/vaccines/hcp/vis/vis-statements/smallpox-monkeypox.pdf.

［87］Tanjong Pagar Medical Clinic. Cessation of pre-exposure prophylaxis (PrEP) vaccination program for Mpox virus: MVA-BN JYNNEOS vaccine for new vaccinees［EB/OL］. (2024-08-23)［2024-08-29］. https://www.tanjongpagarclinic.com/mpox-vaccination.

［88］U.S. Centers for Disease Control and Prevention. Mpox Vaccination［EB/OL］. (2024-11-25)［2024-11-30］. https://www.cdc.gov/mpox/vaccines/index.html.

［89］Government of Canada. Smallpox and mpox vaccines: Canadian immunization guide［EB/OL］. (2024-07-20)［2024-08-29］. https://www.canada.ca/en/public-health/services/publications/healthy-living/canadian-immunization-guide-part-4-active-vaccines/page-21-smallpox-vaccine.html.

［90］中华人民共和国海关总署. 海关总署公告2024年第107号［EB/OL］. (2024-08-15)［2024-11-30］. http://haikou.customs.gov.cn/customs/302249/302266/302267/6048489/index.html.

［91］POLAND G A, KENNEDY R B, TOSH P K. Prevention of monkeypox with vaccines: A rapid review［J］. The Lancet Infectious Diseases, 2022, 22(12): e349-e358.

［92］GRUBER M F. Current status of monkeypox vaccines［J］. NPJ Vaccines, 2022, 7(1): 94.

［93］SAADH M J, GHADIMKHANI T, SOLTANI N, et al. Progress and prospects on vaccine development against monkeypox infection［J］. Microbial Pathogenesis, 2023, 180: 106156.

［94］LIU H, WANG W, ZHANG Y, et al. Global perspectives on smallpox vaccine against monkeypox: A comprehensive meta-analysis and systematic review of effectiveness, protection, safety and cross-immunogenicity［J］. Emerging Microbes and Infections, 2024, 13(1): 2387442.

［95］KAUR A, KUMAR A, KUMARI G, et al. Rational design and computational evaluation of a multi-epitope vaccine for monkeypox virus: Insights into binding stability and immunological memory［J］. Heliyon, 2024, 10(16): e36154.

［96］INDIASTARI D, FAJAR J K, TAMARA F, et al. Global prevalence and determinants associated with the acceptance of monkeypox vaccination［J］. Narra Journal, 2024, 4(2):

e866.

［97］HUANG X, LIN Z, QIN J, et al. Willingness to accept monkeypox vaccine and its correlates among men who have sex with men in Southern China: A web-based online cross-sectional study［J］. Frontiers in Public Health, 2024, 12: 1289918.

［98］LUO S, JIAO K, ZHANG Y, et al. Behavioral intention of receiving monkeypox vaccination and undergoing monkeypox testing and the associated factors among young men who have sex with men in China: Large cross-sectional study［J］. JMIR Public Health and Surveillance, 2024, 10: e47165.

［99］ZHOU J, YE T, YANG Y, et al. Circular RNA vaccines against monkeypox virus provide potent protection against vaccinia virus infection in mice［J］. Molecular Therapy, 2024, 32(6): 1779-1789.

［100］CONTI R. Smallpox vaccinations: The risks and the benefits［J］. Issue Brief (Commonwealth Fund), 2003(620): 1-9.

［101］全国医疗机构感染监测网, 全国医院感染监控管理培训基地, 国家老年疾病临床医学研究中心. 猴痘医院感染防控专家共识［J］. 中华医学杂志, 2023, 103(34): 2695-2703.

［102］中华人民共和国卫生部. 医疗卫生机构医疗废物管理办法［EB/OL］. (2003-10-15)［2024-09-18］. https://www.gov.cn/gongbao/content/2004/content_62768.htm.

［103］World Health Organization. Clinical management and infection prevention and control for monkeypox: Interim rapid response guidance, 10 June 2022［EB/OL］. (2022-06-10)［2024-08-27］. https://www.who.int/publications/i/item/WHO-MPX-Clinical-and-IPC-2022.1.

［104］GIOVANETTI M, CELLA E, MORETTI S, et al. Monitoring monkeypox: Safeguarding global health through rapid response and global surveillance［J］. Pathogens, 2023, 12(9): 1153.

［105］姚开虎, 杜倩倩. 人感染猴痘临床表现及其演变规律的研究进展［J］. 中华医学杂志, 2022, 102(38): 3068-3072.

［106］ARDILA C M, ARRUBLA-ESCOBAR D E, VIVARES-BUILES A M. Oral lesions in patients with human monkeypox: A systematic scoping review［J］. Journal of Oral Pathology and Medicine, 2023, 52(6): 459-467.

［107］杜方智, 张栩, 王千秋. 猴痘的临床表现与诊疗随访［J］. 中华皮肤科杂志, 2023, 56(1): 76-81.

［108］ADLER H, GOULD S, HINE P, et al. Clinical features and management of human monkeypox: A retrospective observational study in the UK［J］. The Lancet Infectious Diseases, 2022, 22(8): 1153-1162.

［109］THORNHILL J P, BARKATI S, WALMSLEY S, et al. Monkeypox virus infection in humans across 16 countries: April-June 2022［J］. New England Journal of Medicine, 2022, 387(8): 679-691.

［110］ANWAR F, HAIDER F, KHAN S, et al. Clinical manifestation, transmission, pathogenesis, and diagnosis of monkeypox virus: A comprehensive review [J]. Life (Basel), 2023, 13(2): 522.

[111] MONEY K M, BARNETT T A, RAPAKA S, et al. Monkeypox-associated central nervous system disease: A case series and review [J]. Annals of Neurology, 2023, 93(5): 893-905.

[112] SEPEHRINEZHAD A, ASHAYERI AHMADABAD R, SAHAB-NEGAH S. Monkeypox virus from neurological complications to neuroinvasive properties: Current status and future perspectives [J]. Journal of Neurology, 2023, 270(1): 101-108.

[113] REYNOLDS M G, YORITA K L, KUEHNERT M J, et al. Clinical manifestations of human monkeypox influenced by route of infection [J]. Journal of Infectious Diseases, 2006, 194(6):773-780.

[114] BENATTI S V, VENTURELLI S, COMI N, et al. Ophthalmic manifestation of monkeypox infection [J]. The Lancet Infectious Diseases, 2022, 22(9): 1397.

[115] KAUFMAN A R, CHODOSH J, PINEDA R 2ND. Monkeypox virus and ophthalmology: A primer on the 2022 monkeypox outbreak and monkeypox-related ophthalmic disease [J]. JAMA Ophthalmology, 2023, 141(1): 78-83.

[116] BASGOZ N, BROWN C M, SMOLE S C, et al. Case 24-2022: A 31-year-old man with perianal and penile ulcers, rectal pain, and rash [J]. New England Journal of Medicine, 2022, 387(6): 547-556.

[117] THORNHILL J P, PALICH R, GHOSN J, et al. Human monkeypox virus infection in women and non-binary individuals during the 2022 outbreaks: A global case series [J]. Lancet, 2022, 400(10367): 1953-1965.

[118] DE SOUSA D, FRADE J, PATROCÍNIO J, et al. Monkeypox infection and bacterial cellulitis: A complication to look for [J]. International Journal of Infectious Diseases, 2022, 123: 180-182.

[119] MITJÀ O, ALEMANY A, MARKS M, et al. Mpox in people with advanced HIV infection: A global case series [J]. Lancet, 2023, 401(10380): 939-949.

[120] LIU X, ZHU Z, HE Y, et al. Monkeypox claims new victims: The outbreak in men who have sex with men [J]. Infectious Diseases of Poverty, 2022, 11(1): 84.

[121] GIROMETTI N, BYRNE R, BRACCHI M, et al. Demographic and clinical characteristics of confirmed human monkeypox virus cases in individuals attending a sexual health centre in London, UK: An observational analysis [J]. Lancet Infectious Diseases, 2022, 22(9): 1321-1328.

[122] D'ANTONIO F, PAGANI G, BUCA D, et al. Monkeypox infection in pregnancy: A systematic review and metaanalysis [J]. American Journal of Obstetrics and Gynecology MFM, 2023, 5(1): 100747.

[123] BEESON A M, HASTON J, MCCORMICK D W, et al. Mpox in children and adolescents: Epidemiology, clinical features, diagnosis, and management [J].

Pediatrics，2023，151（2）：e2022060179.

［124］闫俊，张忠东，晏定燕，等 . HIV 感染与非感染者猴痘的临床特点比较［J］. 中华临床感染病杂志，2023，16（4）：262-266.

［125］NAJIMUDEEN M，CHEN H W J，JAMALUDDIN N A，et al. Monkeypox in pregnancy：Susceptibility，maternal and fetal outcomes，and one health concept［J］. International Journal of Maternal and Child Health and AIDS，2022，11（2）：e594.

［126］GUPTA A K，TALUKDER M，ROSEN T，et al. Differential diagnosis，prevention，and treatment of Mpox（monkeypox）：A review for dermatologists［J］. American Journal of Clinical Dermatology，2023，24（4）：541-556.

［127］NALCA A，RIMOIN A W，BAVARI S，et al. Reemergence of monkeypox：Prevalence，diagnostics，and countermeasures［J］. Clinical Infectious Diseases，2005，41（12）：1765-1771.

［128］World Health Organization. Diagnostic testing for the monkeypox virus（MPXV）：Interim guidance，10 May 2024［EB/OL］.（2024-05-10）［2024-08-30］. https：//www.who.int/publications/i/item/WHO-MPX-Laboratory-2024.1.

［129］蒋荣猛，郑跃杰，周蕾，等 . 儿童猴痘诊疗和预防专家共识［J］. 中华实用儿科临床杂志，2022，37（13）：964-973.

［130］浙江省数理医学学会感染性疾病专业委员会，浙江省性病艾滋病防治协会艾滋病暴露预防专业委员会 . HIV 感染者猴痘诊治专家共识［J］. 中华临床感染病杂志，2023，16（4）：241-248.

［131］NYAME J，PUNNIYAKOTTI S，KHERA K，et al. Challenges in the treatment and prevention of monkeypox infection：A comprehensive review［J］. Acta Tropica，2023，245：106960.

［132］GHOSH N，CHACKO L，VALLAMKONDU J，et al. Clinical strategies and therapeutics for human monkeypox virus：A revised perspective on recent outbreaks［J］. Viruses，2023，15（7）：1533.

［133］American Academy of Dermatology Association. Mpox：Treating severe lesions［EB/OL］.（2023-12-29）［2024-08-27］. https：//www.aad.org/member/clinical-quality/clinical-care/mpox/severe-lesions.

［134］Melbourne Sexual Health Centre. Mpox［EB/OL］.（2023-12-11）［2024-08-27］. https：//www.mshc.org.au/health-professionals/treatment-guidelines/mpox.

［135］LUCAR J，ROBERTS A，SAARDI K M，et al. Monkeypox virus-associated severe proctitis treated with oral tecovirimat：A report of two cases［J］. Annals of Internal Medicine，2022，175（11）：1626-1627.

［136］SALDANA C S，KELLEY C F，ALDRED B M，et al. Mpox and HIV：A narrative review［J］. Current HIV/AIDS Reports，2023，20（4）：261-269.

［137］中华人民共和国国家卫生健康委员会，国家中医药管理局 . 猴痘诊疗指南（2022 年版）［J］. 中华临床感染病杂志，2022，15（4）：241-242.

[138] RALLAPALLI S, RAZAI M S, MAJEED A, et al. Diagnosis and management of monkeypox in primary care [J]. Journal of the Royal Society of Medicine, 2022, 115(10): 384-389.

[139] VAN NISPEN C, REFFETT T, LONG B, et al. Diagnosis and management of monkeypox: A review for the emergency clinician [J]. Annals of Emergency Medicine, 2023, 81(1): 20-30.

[140] HUANG Y, MU L, WANG W. Monkeypox: Epidemiology, pathogenesis, treatment and prevention [J]. Signal Transduction and Targeted Therapy, 2022, 7(1): 1-22.

[141] LEE W, KIM Y J, LEE S J, et al. Current status of epidemiology, diagnosis, therapeutics, and vaccines for the re-emerging human monkeypox virus [J]. Journal of Microbiology and Biotechnology, 2023, 33(8): 981-991.

[142] American Academy of Dermatology Association. Mpox: Caring for skin [EB/OL]. (2023-12-29) [2024-08-27]. https://www.aad.org/member/clinical-quality/clinical-care/mpox/treatment.

[143] DASHRAATH P, NIELSEN-SAINES K, RIMOIN A, et al. Monkeypox in pregnancy: Virology, clinical presentation, and obstetric management [J]. American Journal of Obstetrics and Gynecology, 2022, 227(6):849-861.

[144] DASHRAATH P, NIELSEN-SAINES K, MATTAR C, et al. Guidelines for pregnant individuals with monkeypox virus exposure [J]. Lancet, 2022, 400(10345): 21-22.

[145] COHEN J M, BAMFORD A, EISEN S, et al. Care of children exposed to monkeypox[J]. Lancet Regional Health Europe, 2022, 21:100514.

[146] GHASEMINIA M. Preventing monkeypox outbreaks: Focus on diagnosis, care, treatment, and vaccination [J]. Journal of Clinical and Translational Science, 2023, 7(1): e60.

[147] U.S. Centers for Disease Control and Prevention. Clinical considerations for pain management [EB/OL]. (2024-09-13) [2024-11-27]. https://www.cdc.gov/mpox/hcp/clinical-care/pain-management.html? CDC_AAref_Val=https://www.cdc.gov/poxvirus/mpox/clinicians/pain-management.html.

[148] HANS G H, WILDEMEERSCH D, MEEUS I. Integrated analgesic care in the current human monkeypox outbreak: Perspectives on an integrated and holistic approach combining old allies with innovative technologies [J]. Medicina (Kaunas), 2022, 58(10): 1454.

[149] DUBEY T, CHAKOLE S, AGRAWAL S, et al. Enhancing nursing care in monkeypox (Mpox) patients: Differential diagnoses, prevention measures, and therapeutic interventions [J]. Cureus, 2023, 15(9): e44687.

[150] REYNOLDS M G, MCCOLLUM A M, NGUETE B, et al. Improving the care and treatment of monkeypox patients in low-resource settings: Applying evidence from contemporary biomedical and smallpox biodefense research [J]. Viruses, 2017, 9(12): 380.

［151］World Health Organization. Responding to the global mpox outbreak：Ethics issues and considerations：a policy brief，19 July 2023［EB/OL］.(2023-07-19)［2024-08-20］. https：//www.who.int/publications/i/item/WHO-Mpox-Outbreak_response-Ethics-2023.1.

附　录

学校猴痘疫情防控方案（参考）

根据《中华人民共和国传染病防治法》及相关法律法规,结合我校具体情况,为有效预防和控制猴痘疫情在校园内的发生和传播,特制定本防控方案。

一、工作目标

1. 普及猴痘防治知识,提高全校师生员工的自我防护意识。
2. 完善传染病疫情信息监测报告网络,实现早发现、早报告、早隔离、早治疗。
3. 建立快速反应机制,及时采取有效的防控措施,防止疫情在校园内蔓延。

二、工作方针和原则

学校猴痘疫情防控工作遵循预防为主、常备不懈的方针,贯彻统一领导、分工负责、反应及时、措施果断、依靠科学、加强合作的原则 。

三、组织机构与职责

工作领导小组
组长:校长
副组长:副校长
组员:各部门负责人、校医职责:
1. 负责组织、指挥、协调校内猴痘疫情防控工作。
2. 收集分析学校传染病疫情信息,制定防控措施并组织实施。
3. 协助学校做好疫情的善后处理工作。

四、预防措施

1. 校园环境卫生
开展校园爱国卫生运动,加强公共场所卫生的监督管理。保持环境清洁、通风换气,对师生经常接触的部位和用品进行定期消毒。
2. 健康教育
开展各种类型的健康教育,利用网络、宣传橱窗、黑板报、广播主题班会等宣传阵地,普及猴痘防治知识,增强师生员工自我防护意识,倡导科学、文明、健康的生活方式。
3. 卫生责任制
建立各项卫生工作责任制,完善监督制度,明确各部门工作职责。指定教师或班主任做好每天晨检工作,认真填写学生日检统计表。

4. 饮用水安全

定期组织人员对供水系统进行清洗消毒,保障饮用水符合国家卫生标准。

5. 医务人员培训

加强学校医务室医务人员的培训,不断学习更新猴痘及其他传染病防治知识,提高诊疗水平。

6. 卫生安全监督

每年组织不低于4次的学校传染病防治工作检查、督导。学校根据实际每星期至少一次卫生检查,并按规定做好记录。

五、监测

1. 疫情监测制度

建立由校领导、校医、班主任、班长、宿舍长为一体的学生健康监测网络。建立学生健康管理档案,班级设有晨检记录本,学校医务室设有就诊登记本。

2. 日常监测

由班主任或校医每日早晨观察、询问、了解、发现和掌握学生的健康状况并做好登记。如发现学生中有发热、头痛、皮疹等症状,应立即报告,并做好记录。

3. 缺勤学生监测

班主任应及时关注本班学生的出勤情况,对因病缺勤、缺课的学生,应及时了解其患病情况。如怀疑是传染病,应及时向学校领导报告。

4. 疫情报告

学校领导接到报告后,应向各级医疗机构或疾病控制机构提供监测信息。经医疗机构或疾病控制机构确认为传染病后,及时做出响应级别的预警。

六、应急措施

一旦学校发生猴痘疫情,应采取以下应急措施:

1. 疫情报告

学校师生员工发现猴痘病例或疑似病例时应立即向学校医务室报告。校医对可疑病人进行首次诊治,并上报学校有关领导。学校领导根据疫情程度,2小时内向属地防疫机构和上级教育行政部门逐级上报。

2. 疑似病例管理

对疑似猴痘患者,在明确诊断前,安排在指定场所(医务室)进行医学观察。不能确诊的,应送当地医疗机构诊治。

3. 确诊病例管理

确诊为猴痘者,应及时予以隔离治疗,隔离期限根据医学检查结果确定。

4. 污染物处理

对引起猴痘传播的可疑物品要进行封存,控制传染源,切断传染途径。

5. 密切接触者管理

学校医务室应对密切接触者采取必要的检查和预防措施,并进行医学观察。

6. 限制集体活动

暂时停止大规模的集体活动,必要时全校暂停上课。加强对校门的出入管理,控制人员的进出。

7. 信息发布

学校在接到当地政府、县教育局和疾控中心有关重大传染病疫情的预警报告后,应立即启动突发公共卫生事件应急预案。应急预案启动后,各级领导和全体教职员工应按预案规定的职责要求,立即到达规定岗位。

8. 心理支持

为学生提供心理支持,缓解紧张、焦虑、抑郁等情绪。根据需要,请心理专科医师会诊并参与疾病诊治。

七、善后处理

1. 安抚工作:积极稳妥、深入细致地做好善后处置工作,做好病人及其家人的安抚工作。

2. 配合调查:配合和协助有关部门做好疫病防治、调查和环境污染消除工作。

3. 信息报告:形成详细的疫情报告,对猴痘疫情的危害程度做出评估。

4. 奖惩制度:对在疫情防控中有突出表现的学校和个人,给予表彰和奖励。对在疫情防治过程中玩忽职守、失职、渎职者,按规定给予相应的处罚。

5. 信息发布:疫情报告需要向外发布,必须得到行政部门及相关单位的同意。详细的信息发布,要待上级部门核实情况后,以集体形式发布。